Dr. MSc. Rafael Estévez Muguercia
Prof. T. Frank Daniel Martos Benítez
Prof. T. Teddy Osmin Tamargo Barbeito

Modelo de predicción del choque

Dr. MSc. Rafael Estévez Muguercia
Prof. T. Frank Daniel Martos Benítez
Prof. T. Teddy Osmin Tamargo Barbeito

Modelo de predicción del choque

en pacientes que ingresan en cuidados intensivos

Editorial Académica Española

Publisher:
Editorial Académica Española
is a trademark of
Dodo Books Indian Ocean Ltd. and OmniScriptum S.R.L publishing group

120 High Road, East Finchley, London, N2 9ED, United Kingdom
Str. Armeneasca 28/1, office 1, Chisinau MD-2012, Republic of Moldova, Europe
Printed at: see last page
ISBN: 978-613-9-40890-0

AGRADECIMIENTOS

AGRADECIMIENTOS

Al profesor Dr. C. Frank Daniel Martos Benítez, ejemplo como médico y como ser humano, por dedicarme su tiempo como tutor, brindarme su apoyo y conocimientos en la metodología de la investigación. Su ayuda fue eficaz e imprescindible, siempre comprensible…, mi gran respeto profesor.

Dr.C. Teddy Osmin Tamargo Barbeito, Coautor, maestros, guías personal y profesional en todos momentos, por su particular forma de pensar y criticar, por dedicarme su tiempo y sapiencia en bioestadística con la modestia y calidad humana que la caracteriza. A todos los que de una forma u otra contribuyeron en esta investigación.

REM

DEDICATORIA

DEDICATORIA

A mis padres por todo lo que me enseñaron. A la familia por formar parte de mi vida y la comprender mi dedicación a la ciencia., por su ayuda inmensurable, tolerancia, paciencia y atención en mi vida. Gracias.

REM

SÍNTESIS

SÍNTESIS

Introducción: el choque es un síndrome que se caracteriza por hipoperfusión tisular generalizada, con hipoxia celular por baja entrega de oxígeno, mayor consumo o utilización inadecuada. Se realizó esta investigación con el **objetivo** de desarrollar un modelo de predicción del choque en pacientes que ingresan en cuidados intensivos. **Métodos:** se realizó una investigación explicativa con un diseño de cohorte prospectivo, de un modelo predictivo del choque, en 538 pacientes que ingresaron Cuidados Intensivos del Hospital Clínico Quirúrgico Hermanos Ameijeiras durante el período comprendido entre enero del 2017 a diciembre del 2022. **Resultados:** la discriminación del modelo fue muy buena pues el área bajo la curva ROC fue de 0,889. Los puntos de corte 364, 366, 368, y 369 mostraron valores de sensibilidad de 83,3% y de especificidad entre 80,1% y 82,1%. La calibración fue buena pues la probabilidad asociada al estadígrafo de Hosmer y Lemeshow fue de 0,745. La discriminación fue buena el área bajo la curva ROC fue de 0,780. Gran parte de los pacientes con choque se clasificaron en los estratos de medio y alto riesgo representados por un 33,9% y 62,7%, respectivamente. La discriminación del indicador cuantitativo en la muestra de la validación fue buena 0,894 (IC de 95%: 0,841 – 0,947; p<0,001). **Conclusiones:** el modelo predictivo fue útil para pronosticar el choque en los pacientes que ingresaron en cuidados intensivos.

GLOSARIO DE ABREVIATURAS

Abreviatura	Significado
UCIs	Unidades de cuidados intensivos
SAPS 3	Simplified Acute Physiology Score 3
UCI	Unidad de cuidados intensivos
SOFA	Sequential Organ Failure Assessment
PAM	Presión arterial media
SDRA	Síndrome de distrés respiratorio agudo
VNI	Ventilación no invasiva
PEEP	Positive End Expiratory Pressure
AKI	Acute Kidney Injury
qSOFA	quick SOFA
VAM	Ventilación artificial mecánica
OR	Odds ratio

ÍNDICE

ÍNDICE

INTRODUCCIÓN

INTRODUCCIÓN

El choque es una insuficiencia circulatoria aguda y progresiva, potencialmente reversible, que condiciona una hipoxia de los tejidos, lo que provoca un metabolismo anaerobio con producción de acidosis láctica, daño y muerte celular.[1, 2]

En el transporte de oxígeno a la célula se desencadena un mecanismo de la coagulación intravascular, y se afecte la permeabilidad capilar, posibilitando la salida de líquido vascular al espacio intersticial, lo que agrava los trastornos circulatorios y crea un círculo vicioso con mayor hipoxia, acidosis metabólica, lesión de la membrana celular y lisosomal, liberación de proteasas y necrosis celular como resultado final.[3]

Antecedentes

La hipoperfusión tisular generalizada, con hipoxia celular por baja entrega de oxígeno, mayor consumo o utilización inadecuada de este. Inicialmente es un estado reversible, siempre que se diagnostique y trate rápidamente para prevenir la progresión al estado de falla orgánica múltiple y muerte.[1, 2]

Este trastornos afecta un tercio de los pacientes en las unidades de atención al paciente grave y crítico.[3] La epidemiología de la mortalidad del choque varía entre 40% y 80%, y según el tipo de choque el 25% al 54,5 % corresponde al séptico, cerca del 15% al 60% al cardiogénico, alrededor del 4% es obstructivo y del 15 al 20% se presenta como choque hipovolémico.[4-6]

Un estudio epidemiológico reciente mostró un aumento del 8,5% en la incidencia anual de choque séptico en EE.UU. A pesar de la incorporación de nuevos tratamientos, la mortalidad permanece alta, alrededor del 50%-80%.[7]

El choque cardiogénico ocurre en aproximadamente 5 a 7,1% de los pacientes que presentan un infarto agudo de miocardio (IAM) y es más común en pacientes con IM con elevación del segmento ST (IAMEST).[8]

En América Latina[8] la incidencia el choque séptico varía de 16.6 a 29,3%, la del choque cardiogénico ha aumentado en los últimos 30 años, el número anual de casos es de más de 900 000 (aproximadamente tres por 1 000 habitantes), así de 3049 ingresos en la unidad de cuidados intensivos coronarios (UCIC), 677 (22%) cumplieron los criterios clínicos de choque: 66% con choque cardiogénico, 7% como distributivo, 3% como hipovolémico, 20% como mixto y 4% como desconocido.[9]

En Cuba la mortalidad del choque séptico es alta, y oscila entre el 30 y el 70% según los diferentes estudios.[3,10] En el paciente politraumatizado la incidencia del choque hipovolémico es de 20 a 30%, y el 5 al 10% de estos fallecen en estado crítico.[5] En Cuba, en el año 2022, las enfermedades del corazón ocuparon el primer lugar por cefunciones, con una tasa de 180,5 por 100 000 habitantes, de estos por infarto agudo del miocardio se reportó una tasa de 72.1 por 100 000 habitantes, 10,5 al 15 % de los ingreso en UCI y 7,1 % se complica con choque cardiogénico y mortalidad elevada superior al 62,2%.[11]

Algunas condiciones clínicas como el fallo múltiple de órgano, el distres respiratorio agudo, la coagulación intravascular diseminada, la insuficiencia renal aguda, la ventilación mecánica, las complicaciones propias del choque y los eventos adversos la política terapéutica se asocia con la mortalidad en los pacientes con choque admitidos en la UCI.[12,13]

Por la necesidad de evaluar la eficacia de los cuidados médicos y de enfermería, jerarquizar pacientes y predecir su diagnóstico y evolución, se emplean modelos pronósticos.[14]

Los modelos predictivos valoran la gravedad de la enfermedad aguda y predicen la evolución del choque, los cuales se renuevan continuamente para mejorar la capacidad predictiva. El índice de choque (IC) se define como la frecuencia cardiaca (FC) dividida por la presión arterial sistólica y fue introducida por primera vez en 1967 por Allgöwer y Burri. Se ha estudiado en pacientes con y sin trauma y se usa en la práctica clínica para evaluar el choque hipovolémico o la gravedad del choque no hipovolémico y para ayudar al tratamiento agudo en este contexto. En la población normal no embarazada, el rango del IC normal es de 0.5 a 0.7.[15,16]

En el choque cardiogénico se aplican como predictor de gravedad con mayor frecuencia el CardioChoque risk score y IABP-choque II (intra-aortic balloon counterpulsation in acute myocardial infarction complicated by cardiogenic choque).[17] En el choque hipovolémico se utiliza la escala ATLS Hypovolemic junto a al Hemorrhage-induced mortality index como predictores de elevada efectividad.[18] Así como los índices de traumatismos, índice de probabilidad de supervivencia basado en la gravedad de las lesiones anatómicas (A severity characterisation of trauma [ASCOT]), escala CRAMS, (Injury severity score [ISS]), (New injury severity score [NISS]), (Trauma score [TS]) y (Trauma and injury severity score [TRISS]).[19] En el choque séptico el Sequential Organ Failure Assessment Score (SOFA) y el Quick Sequential Organ Failure

Assessment (qSOFA) como índices predictivo de gravedad muy útil en la predicción de la evolución de la sepsis.[20, 21]

Estos antecedentes propician el surgimiento de limitaciones diversas, los cuales conforman la justificación de esta investigación y que se expone a continuación.

Justificación del estudio

El choque es un trastorno que constituye un problema de salud pública a nivel mundial, con una incidencia y prevalencia en aumento. [17] La mortalidad permanece elevada en algunos de los tipos más frecuentes, como el séptico.[18] Aproximadamente un 5% de los casos que se admiten en las UCI tienen choque, [20] por ello es imprescindible la lucha por incrementar la supervivencia de estos enfermos. Cuba no está exenta de esta problemática, ya que la primera causa de muerte son las enfermedades cardiovasculares y un alto por ciento de estos pacientes fallecen en choque cardiogénico.[19]

Aunque muchos estudios exploran diferentes variables de pronóstico en el choque, no existe en la actual dad un marcador único con un margen aceptable de certeza.[12,15,12,21] La evaluación pronóstica en los pacientes con choque es un elemento esencial identificar los factores de riesgo asociados con la evolución clínica desfavorable y la aplicación de un modelo predictivo del choque que permita un diagnóstico precoz y disminuir la mortalidad. También prevenir y tratar los factores modificables, lo que eleva la calidad de la atención médica.[14]

Los modelos predictivos existentes para estimar con precisión el riesgo de presentar choque tienen limitaciones e insuficiencias tales como: se han diseñados para tipos específicos de estado choque (cardiogénico, séptico, hipovolémico), construidos en subpoblaciones particulares de pacientes (IAM, hemorragia), usados en escenarios específicos (Trauma, departamentos de emergencias) y diseñado para prevenir mortalidad. No existe un modelo predictivo general que permita estimar el riesgo del choque en pacientes que ingresan en cuidados intensivos hasta donde revisó las literaturas el autor.

Por todo lo anterior sería de interés investigar qué factores de riesgo clínico, epidemiológicos, biomarcadores y terapéuticos tendrían riesgo para inicio del choque en el contexto cubano de cuidados intensivos, en consecuencia, desarrollar un modelo predictivo del choque.

Estos antecedentes propician el surgimiento de interrogantes diversas que conforma el problema científico que se plantea en esta investigación.

Problema científico: La investigación propuesta tiene el propósito de contribuir a responder las siguientes interrogantes:

¿Cuáles son los factores de riesgo de choque en los pacientes admitidos en la unidad de cuidados intensivos (UCI)? ¿Los factores de riesgo identificados permiten construir un nuevo modelo estadístico para predecir el riesgo de choque en estos pacientes? ¿Cuál es la capacidad predictiva del nuevo modelo para estimar el riesgo de choque?

Hipótesis de la investigación

Existen un conjunto de variables clínico epidemiológicas y hematológicas, que permiten hacer una eficaz predicción del choque en pacientes que ingresan en una UCI.

OBJETIVOS

Objetivo general

Desarrollar un modelo predictivo del choque en pacientes que ingresan en cuidados intensivos.

Objetivos específicos

1. Identificar los factores de riesgo del choque en pacientes que ingresan en cuidados intensivos.

2. Elaborar un modelo predictivo del choque en pacientes que ingresan en cuidados intensivos.

3. Validar la capacidad del modelo predictivo del choque en pacientes que ingresan en cuidados intensivos.

Novedad científica

La novedad de la presente investigación consiste en la construcción y validación de un modelo de predicción del choque en pacientes que ingresan en cuidados intensivos.

Aportes de la investigación

El **aporte teórico** del estudio radica en la identificación de los factores pronósticos que mejor estiman el choque en los pacientes, los cuales permiten el desarrollo del nuevo modelo matemático predictivo del choque en pacientes que ingresan en cuidados intensivos. También permitirá optimizar la clasificación de los pacientes con choque en la UCI mediante la identificación de los subgrupos de riesgo.

El aporte metodológico está dado por la elaboración de un modelo pronóstico de inicio del choque sencillos y factibles para ser aplicadas, incluyeran variables relacionadas con el estado hemodinámico del paciente, principal responsable de las complicaciones del choque. El análisis estadístico realizado para este fin, resulta novedoso en este tipo de estudio.

El **aporte práctico** deriva del impacto que el modelo matemático predictivo de del choque, puede tener como herramienta de estimación pronóstica para el trabajo cotidiano dentro de las UCI, el cual, además, podrá aplicarse al lado de la cama de los pacientes. La conversión de la gravedad del paciente a un sistema numérico, ofrecerá la ventaja adicional de constituir un lenguaje de entendimiento común entre los profesionales que hacen las evaluaciones médicas y contribuir al desarrollo de planes de control de la calidad respecto a los cuidados de salud. Estos aportarás considerables ventajas para la atención de los pacientes en las UCI como la evaluación objetiva del choque y la toma de decisiones médicas. Contribuirá a brindar una atención médica particularizada, acorde a la gravedad del choque. La utilidad en la estratificación del riesgo de choque puede abarcar las diferentes etapas por las que transcurre un paciente: decidir la admisión en la UCI de los pacientes con alto riesgo de choque y diagnóstico y tratamiento precoz, así cómo distribuir racionalmente los recursos materiales y humanos necesarios para la atención médica.

El **aporte social** reside en el beneficio que pueden recibir los pacientes críticos con choque, pues se les puede informar a ellos y a sus familiares sobre el diagnóstico de una forma precisa, así como identificar los pacientes de alto riesgo, lo cual permite un tratamiento personalizado. Contribuye con la mejora en la estimación diagnóstica y como apoyo al uso de los recursos materiales.

El **aporte económico:** Se aborda el contexto clínico de pacientes con síndrome graves, con severas complicaciones y de complejo tratamiento que entrañan importantes costos relacionados a recursos invertidos, estadía hospitalaria, tratamiento médico y de soporte a disfunción de órganos vitales, lo que implica elevados gastos para Sistema de Salud Pública de Cuba. Esto permite optimizar los recursos hospitalarios para una atención profesional y personalizada.

Actualidad y pertinencia

El choque es un síndrome que constituye un problema de salud pública a nivel mundial y nacional, con una incidencia y prevalencia en aumento. [17, 18] Aproximadamente un 5% de los casos que se admiten en las UCI tienen choque, [20] por ello es imprescindible la identificación de los factores de riesgo que predicen el choque. La evaluación pronóstica en los pacientes críticos es un elemento esencial de la atención médica por tanto resulta prioridad identificar los factores de riesgo asociados con la evolución clínica desfavorable y la aplicación de un modelo predictivo.

El presente estudio es parte de la línea de investigación de Cuidados Intensivos dirigida a perfeccionar el diagnóstico, la estratificación, el tratamiento y pronóstico de los pacientes con choque. Es necesario desarrollar herramientas que optimicen el proceso de atención de los pacientes con choque. En última instancia, el Sistema Nacional de Salud Pública se beneficia por la optimización en el uso de los recursos humanos y materiales implicados en este proceso. El modelo que se desarrolla a partir de la presente investigación, constituye el primero de su tipo en Cuba, hasta donde revisó el autor. Responde al acápite 96 de los Lineamientos de la Política Económica y Social del Partido y la Revolución para el período 2021-2026,[22] en relación a elevar la calidad de los servicios médicos, la utilización eficiente de los recursos, el ahorro y la eliminación de gastos innecesarios. Los recursos humanos y materiales que demanda la atención a los pacientes con choque o sus complicaciones, son numerosos. Los costos de hospitalización son elevados, debido a la demanda de recursos humanos y materiales que se requieren; con estadía prologada, y no pocos necesitan apoyo ventilatorio mecánico y alimentación parenteral que elevan aún más los costos.

Métodos de la investigación

Del nivel teórico:

- Histórico-lógico: para determinar la evolución y el desarrollo del conocimiento científico sobre los factores pronósticos y la escala desarrollada.

- Hipotético-deductivo: para, a partir de la hipótesis planteada, y al seguir las reglas lógicas de la deducción, inferir las conclusiones.

- Analítico-sintético: para el análisis crítico de las fuentes documentales, las particularidades del objeto de estudio y la adecuada interrelación de los elementos que lo integran.

Del nivel empírico:

- Observación: para la recolección de la información primaria de los pacientes y del proceso de asistencia.

- Medición: para obtener los valores del objeto de estudio y procesar los datos obtenidos a través de métodos estadísticos.

- Método clínico: para el análisis de las historias clínicas, examen físico e interpretación de los exámenes complementarios.

Del nivel estadístico:

- Se describe en el capítulo relacionado con el diseño metodológico.

Estructura de la tesis

La tesis consta de introducción, cuatro capítulos, conclusiones, recomendaciones, referencias bibliográficas y anexos. El capítulo uno muestra el marco teórico de la investigación, que contiene los aspectos conceptuales y diagnósticos, los factores de pronósticos del choque identificados por las literaturas científicas y los modelos y escalas pronóstico utilizadas en las UCIs. El capítulo dos describe la metodología utilizada en la elaboración del estudio; abarca el diseño general, el lugar y periodo de ejecución, los criterios de inclusión y exclusión, operacionalización de las variables, la recolección de la información, procesamiento y análisis estadísticos utilizados, la estimación y validación del índice predictivo y las consideraciones éticas. En el capítulo tres se muestran los resultados obtenidos mediante tablas y figuras, mientras que en el capítulo cuatro se realiza la discusión analítica e interpretación de dichos resultados a la luz del conocimiento científico actual y se realizan comparaciones con los informes de otros autores. Al final aparecen las conclusiones, las recomendaciones, las referencias bibliográficas y los anexos. El autor socializa el tema de investigación en publicaciones y en eventos científicos.

Socialización de los resultados

La autora socializa los resultados parciales de esta investigación en diferentes espacios de intercambio científico nacionales e internacionales, lo cual se expone en el anexo 1 de esta obra.

CAPÍTULO I

MARCO TEÓRICO

CAPÍTULO I. MARCO TEÓRICO

El objetivo del capítulo es exponer los referentes teóricos fundamentales para el abordaje de la problemática planteada en la introducción del trabajo. Define conceptos, expone la situación epidemiológica actual, describe los criterios diagnósticos, terapéutica y escalas pronósticos del Choque. Está estructurado en dos epígrafes: en el primero se exponen las bases teóricas del Choque, en el segundo se abordan las escalas pronosticas para la estratificación del riesgo.

1.1.- Consideraciones generales sobre el Choque

1.1.1 Definición de Choque

El término choque fue utilizado por primera vez en la literatura médica por el traductor de una obra del cirujano Le Dan, para describir una situación clínica; este concepto se empleó posteriormente para describir una serie de alteraciones anatomofisiológicas en la unidad funcional circulatoria. Durante el siglo XIX, se usaron varias herramientas clínicas para el diagnóstico de este síndrome; las más empleadas fueron la frecuencia o la fuerza del pulso, el nivel de conciencia y la temperatura corporal.[23] Se planteó que la presión arterial baja era la característica central y debía ser la mejor herramienta para definir el choque.[24]

El choque es la incapacidad para proporcionar una perfusión suficiente de sangre oxigenada y sustratos a los tejidos para satisfacer las demandas metabólicas. Se traduce en una hipoxia celular y tisular, dado a la baja entrega de oxígeno, su mayor consumo o su utilización inadecuada. Inicialmente, es un estado reversible, siempre que sea diagnósticado y tratado rápidamente para prevenir la progresión al estado de falla orgánica múltiple y muerte.[1, 2] Es una condición común, que afecta a aproximadamente un tercio de los pacientes en unidades de paciente crítico. Un diagnóstico precoz y preciso puede evitar cerca de la mitad de las muertes por choque que se producen al año.[2, 3]

1.1.2 Epidemiología AMPLIAR

La epidemiología de los pacientes con choque está evolucionando de manera rápida. La mortalidad por choque varía entre 40% y 80%. El reconocimiento precoz del choque es importante pues su morbimortalidad va a depender del estado evolutivo del paciente en el momento del diagnóstico.[5]

A pesar de los avances en medicina, la mortalidad puede llegar hasta un 50 %.[8] Hasta la fecha, la única variable que ha mostrado ser consistente en disminuir la mortalidad, independiente de la causa del choque, es su reconocimiento y manejo precoz.[9]

Las tasas de mortalidad hospitalaria fueron numéricamente más altas en pacientes con choque séptico, seguidas de infarto agudo del miocardio (IAM) con choque cardiogénico y el choque cardiogénico no relacionado con IAM.[10]

En Chile, un estudio multicéntrico detectó una prevalencia de 40% en pacientes con choque séptico, con una mortalidad asociada de 27%.[15]

1.1.3 Factores de riesgo de choque

> **Factores de riesgo de choque cardiogénico**

1. Edad: las personas de 75 años o más tienen un mayor riesgo.

2. Género: el choque cardiogénico puede ser más común en mujeres que en hombres.

3. Aterosclerosis.

4. Derrame Pericárdico.

5. Enfermedad Coronaria, Insuficiencia Cardíaca, e Hipertensión Arterial.

6. Diabetes Mellitus.

7. Sobrepeso y obesidad.

8. Bypass coronarios.

9. Neumotórax.

10. Sepsis.

11. Trombosis venosa profunda.

➢ **Los factores de riesgo que predisponen al choque distributivo**

1. Diabetes

2. Enfermedades del aparato genitourinario, el aparato biliar o el aparato digestivo

3. Enfermedades que debilitan el sistema inmunitario, como el SIDA

4. Sondas permanentes (aquellas que se mantienen en su lugar por períodos extensos, especialmente vías intravenosas y sondas vesicales, al igual que stents de metal o de plástico usadas para el drenaje)

5. Leucemia

6. Uso prolongado de antibióticos

7. Linfoma

8. Infección reciente

9. Cirugía o procedimiento médico reciente

10. Uso reciente o actual de esteroides

11. Trasplante de órgano sólido o médula ósea

12. Dengue.

13. Alergia a fármacos como antiinflamatorios y antimicrobianos.

14. Trauma a columna cervical.

➢ **Los factores de riesgo que predisponen al choque hipovolémico**

1. Deshidratación

2. Quemaduras

3. Sangrado digestivo

4. Hemorragia externa

1.1.4 Fisiopatología

El aporte y la utilización del oxígeno son componentes esenciales para la viabilidad celular y en estos procesos, es decisivo el estado circulatorio, en el cual existe un sector arterial y otro venoso con características hemodinámicas muy diferentes. El arterial, es de altas presiones, alta resistencia y baja capacitancia, mientras que en el sector venoso ocurre todo lo opuesto; por lo que el 64% de toda la volemia del organismo se encuentra contenida en el sector venoso de la gran circulación. Cuando se unen ambos sectores nos encontramos con el lecho capilar, que es donde se efectúa la función fundamental de la circulación: el intercambio entre la sangre y el líquido intersticial.[23]

La vía que debe seguir el oxígeno hasta llegar a las células es larga, por lo que la posibilidades de que se desencadene un mecanismo de la coagulación intravascular, y se afecte la permeabilidad capilar, posibilitando la salida de líquido vascular al espacio intersticial, es elevada, lo que agrava los trastornos circulatorios y crea un círculo vicioso con mayor hipoxia, acidosis metabólica, lesión de la membrana celular y lisosomal, liberación de proteasas y necrosis celular como resultado final.[23]

La inadecuada entrega de oxígeno y nutrientes a los órganos vitales en relación con sus demandas metabólicas que amenazan la vida, se conoce como choque; también se le define como un estado de hipoperfusión tisular que puede obedecer a múltiples causas y conlleva una disfunción orgánica múltiple que predispone a la muerte.[24]

Choque es un síndrome agudo de disfunción circulatoria, caracterizado por síntomas y signos de hipoperfusión tisular generalizada. Aunque sus causas son diversas, el denominador común es una insuficiencia de la circulación para satisfacer las demandas tisulares de oxígeno y otros elementos energéticos, lo que produce primero una alteración difusa del metabolismo celular y, posteriormente, disfunción generalizada de órganos vitales.[25]

El aporte de oxígeno sistémico, es decir, la cantidad de oxígeno suministrada a los tejidos por la sangre arterial, depende de la concentración de hemoglobina en la sangre, de la saturación fraccionada de la hemoglobina por el oxígeno (Sao2), de la cantidad de oxígeno disuelto en la sangre (PaO2) y del gasto cardíaco (GC), este es el producto del volumen sistólico por la frecuencia cardíaca. El volumen sistólico está determinado por la precarga y la poscarga ventricular, así como por la contractilidad de las cavidades cardíacas derechas e izquierdas. La resistencia vascular sistémica (RVS), que es la fuerza que se opone a la contracción cardíaca, está determinada principalmente por el grado del tono vasomotor en los esfínteres de músculo liso precapilares y puede calcularse aplicando la siguiente ecuación, en la cual se relacionan las variables de presión media arterial sistémica (PAM), la presión venosa central (PVC) y el GC.[26] RVS = (PAM −PVC) ×80/GC.

La circulación sistémica está autorregulada en condiciones normales, de manera que cuando aumenta la presión arterial sistémica (PAS), disminuye el diámetro de los vasos para mantener el flujo a un ritmo estable. La relevancia clínica de estas relaciones se evidencia cuando un paciente presenta un descenso del GC, pero un incremento compensador en la RVS mantiene una PAM prácticamente normal. A pesar de que la presión arterial es casi normal, el paciente se encuentra, no obstante, en un estado de «choque oculto» debido a la hipoperfusión tisular. Los mecanismos compensadores son específicos de cada órgano. El flujo sanguíneo a órganos como el corazón y el cerebro está regulado cuidadosamente y se mantiene a lo largo de un margen amplio de presión arterial. Sin embargo, en otros órganos como el intestino o el hígado, el mantenimiento de la autorregulación no está tan ajustado.[27]

El consumo de oxígeno sistémico, que es la cantidad de oxígeno consumido por el cuerpo por minuto, se calcula como el oxígeno aportado al organismo multiplicado por el cociente de extracción de oxígeno sistémico. La demanda de oxígeno es la cantidad de oxígeno que necesitan los tejidos para evitar el metabolismo anaerobio. En condiciones normales, el aporte de oxígeno sistémico es suficiente, de manera que el consumo de oxígeno sistémico no se ve alterado ni depende de cambios en el aporte. Sin embargo, si el aporte de oxígeno sistémico desciende por debajo de un valor crítico, un incremento compensador en la fracción de extracción de oxígeno mantiene el oxígeno sistémico en valores adecuados para satisfacer las demandas de oxígeno del organismo. Cuando esta respuesta compensadora en la fracción de extracción del oxígeno es inadecuada para satisfacer las demandas de oxígeno sistémico, el metabolismo aerobio pasa a ser anaerobio, menos eficiente, dando lugar al agotamiento de la adenosina trifosfato (ATP) y de las reservas de energía intracelulares.[24]

Como consecuencia se produce acidosis intracelular y la glucólisis anaerobia conduce a la producción de lactato. Por debajo de este valor crítico de aporte de oxígeno sistémico, el consumo de oxígeno depende del aporte sistémico, en una relación que se denomina dependencia fisiológica del aporte de oxígeno.[25]

1.1.5. Clasificación

El choque recibe diversas denominaciones según su origen: hemorrágico o hipovolémico, cardiogénico, distributivo y obstructivo vascular. Sin embargo, el cuadro clínico y las alteraciones patológicas son similares, debido a la insuficiencia circulatoria generalizada.

Teniendo en cuenta su etiología y los diferentes mecanismos que conducen a su presentación, el choque se clasifica de las siguientes maneras:[27]

1.1.5.1 Choque hipovolémico

1.1.5.1.1 Definición

Las pérdidas líquidas externas o por secuestro interno provocan reducción del volumen sanguíneo circulante, lo que ocasiona disminución del retorno venoso, que a su vez produce caída de la presión venosa central (PVC) y de la presión de enclavamiento en la arteria pulmonar (PAOP), así como del GC, lo que explica las manifestaciones de hipotensión arterial y de diuresis escasa por hipoperfusión renal. El organismo responde con una vasoconstricción adrenérgica que, al producir aumento de las RVS, compromete aún más la perfusión de los tejidos y lleva a la hipoxia, la acidosis metabólica y al daño celular.

1.1.5.1.2 Etiología

a. **Por pérdidas externas**

> Sangre: hemorragias

> Plasma: quemaduras y lesiones exudativas

> Agua: vía intestinal

✓ Vómitos y diarreas

✓ Diabetes mellitus

✓ Vía renal

- Diabetes insípida y uso excesivo de diuréticos

b. Por secuestro interno (3er. espacio)

➢ Fracturas

➢ Ascitis

➢ Oclusión intestinal

➢ Hemotórax

➢ Hemoperitoneo

1.1.5.2 Choque Cardiogénico

1.1.5.2.1 Definición

Se define como un estado de hipoperfusión de los tejidos consecutivo a una disminución del GC por falla de la contractilidad del músculo cardíaco debido a defectos mecánicos o arritmias. Esta caída del GC es la causa de la hipotensión arterial e hipoperfusión renal y celular, del aumento de la RVS por vía adrenérgica, y también del incremento de la presión al final de la diástole del ventrículo izquierdo por su vaciamiento incompleto, lo que eleva retrógradamente las presiones en la aurícula izquierda, el capilar pulmonar y la aurícula derecha (PVC y PAOP aumentadas).

1.1.5.2.2 Etiología

a. Miopático (función sistólica disminuida)

➢ Infarto agudo del miocardio

➢ Miocardiopatía dilatada

➢ Depresión miocárdica en el shock séptico

b. Mecánico

> Estenosis e insuficiencia mitral

> Trombo o mixoma auricular

> Defectos del septum interventricular

> Obstrucción a la salida de la eyección ventricular izquierda (estenosis aórtica, estenosis subaórtica hipertrófica idiopática, hipertrofia septal asimétrica)

c. Arritmias

1.1.5.3 Choque Obstructivo

1.1.5.3.1 Definición

En este, la caída del GC se debe al llenado diastólico ventricular incompleto (taponamiento cardíaco, pericarditis constrictiva), a la disminución del GC del corazón derecho que impide llegue un volumen de sangre adecuado al izquierdo (embolismo pulmonar masivo, hipertensión pulmonar severa) o a la dificultad del vaciamiento del ventrículo izquierdo (coartación de la aorta), que generan una fisiopatología similar a la del cardíaco, anteriormente señalada.

1.1.5.3.2 Etiología

> Taponamiento cardíaco

> Pericarditis constrictiva

> Embolismo pulmonar (masivo)

> Hipertensión pulmonar severa

> Coartación o disección de la aorta

> Neumotórax

> Estenosis mitral o aórtica.

1.1.5.4 Choque Distributivo

1.1.5.4.1 Definición

Se genera casi siempre por un bloqueo simpático que produce un estado de vasodilatación extrema arterial, venosa o de ambas, y disminución de la RVS, lo que ocasiona un atrapamiento de líquido vascular en el hígado y en la red esplácnica. Esto provoca insuficiente retorno venoso (PVC y PAOP disminuidas), que reduce el GC, la TA y la diuresis y responde poco a la administración masiva de líquidos. Constituye una de las indicaciones de los medicamentos alfadrenérgicos con el objetivo de restituir el tono vascular perdido.

1.1.5.4.2 Etiología

a. Pérdida del tono en los vasos de resistencia

- Shock séptico
- Anafilaxia
- Neurógeno: lesiones encefálicas y medulares, anestesia raquídea
- Falla endocrina: Addison, mixedema
- Tóxico: barbitúricos, fenotiazinas.

b. Pérdida del tono en vasos de capacitancia

• Shock de la pancreatitis

1.1.6 Cuadro clínico

La observación clínica del paciente, así como la realización del examen físico y los estudios auxiliares requeridos, determinan el diagnóstico del síndrome. Dentro del cuadro clínico del paciente se evidencia: [28]

1. Disminución de la tensión arterial: aunque las alteraciones de la perfusión tisular pueden anteceder a la disminución de las cifras tensionales, una tensión arterial baja no siempre significa choque y en ocasiones al inicio del cuadro la

tensión puede estar normal o aumentada a causa de la estimulación adrenérgica.

2. Piel pálida, fría y sudorosa: en la circulación periférica la intensa vasoconstricción es la responsable, así como de la aparición de cianosis distal, observada más frecuentemente en los dedos de las manos y pies.

3. Frecuencia cardiaca elevada: como consecuencia de la estimulación adrenérgica, el pulso se torna rápido y fino; no obstante, la ausencia de taquicardia no excluye una hipovolemia significativa.

4. Polipnea e hiperventilación: el centro respiratorio responde a la hipovolemia con estos síntomas, manifestándose además la taquipnea

5. Intranquilidad, ansiedad, letargo, confusión, somnolencia y apatía: producto a la reducción de la presión de perfusión cerebral, por disminución de la PAM.

6. Oliguria: la disminución del flujo sanguíneo al riñón reduce la filtración glomerular y así la diuresis produciéndose con gasto urinario inferior a 30 ml/h.

7. Taquicardia, bradicardia, arritmias cardiacas: con gasto elevado.

8. Hipotermia (< 35.6°C) o fiebre (> 38.3°C).

9. El estado mental puede estar normal o comprometido en los casos de mayor severidad: agitación, confusión y coma, debido a la perfusión deficiente al cerebro.

En el choque cardiogénico no es inusual que se presenten distintos tipos de arritmias cardíacas. En la auscultación se pueden escuchar estertores pulmonares húmedos y se debe auscultar con detalle el área cardíaca para detectar la presencia de soplos que nos indiquen complicaciones mecánicas: rotura del tabique interventricular, rotura de músculo papilar.[29]

El diagnóstico precoz de sepsis en los pacientes graves puede ser extremadamente dificultoso. En alrededor de dos tercios de los pacientes que desarrollan sepsis en una unidad de cuidados críticos, los signos aparecen enmascarados por otras patologías. En consecuencia, es necesario un elevado índice de sospecha para lograr un diagnóstico precoz. Aun cuando se haya establecido el diagnóstico probable de sepsis, puede ser muy dificultoso determinar el foco primario.[30]

1.1.7 Pruebas de laboratorio e imagen[30]

El choque requiere una reanimación inmediata antes de realizar las pruebas de laboratorio o los estudios diagnósticos. Tras la estabilización inicial (incluida la administración de glucosa en caso de hipoglucemia) se indican las pruebas de laboratorio necesarias según el tipo de choque. Todos los pacientes con choque pueden beneficiarse de la realización de una determinación basal de la gasometría arterial y del nivel de lactato sanguíneo para valorar la alteración de la oxigenación tisular. La medición de la saturación de oxígeno en sangre venosa mixta ayuda a valorar si el aporte de oxígeno es adecuado. A diferencia de otras formas de choque, los pacientes con sepsis tienen con frecuencia unos valores altos de saturación venosa mixta por la alteración de la función mitocondrial y la incapacidad de los tejidos para extraer oxígeno. Un hemograma completo puede valorar el volumen sanguíneo intravascular tras alcanzarse el estado de equilibrio posterior a una hemorragia. La determinación de los electrólitos en pacientes con choque hipovolémico puede identificar las anomalías producidas por las pérdidas. A los pacientes que presentan un choque distributivo se les deben realizar cultivos víricos y bacterianos para identificar la causa de la infección. Si se sospecha un choque cardiogénico u obstructivo, un ecocardiograma ayuda al diagnóstico, y en caso de taponamiento es útil para colocar un drenaje pericárdico que drene los líquidos. En los pacientes con choque disociativo debe determinarse el agente causal (monóxido de carbono, metahemoglobina). El tratamiento del choque también requiere la monitorización mediante gasometría arterial para determinar la oxigenación, la ventilación (CO_2) y la acidosis, así como una valoración frecuente de los electrólitos séricos, el calcio, el magnesio, el fósforo y el nitrógeno ureico en sangre (BUN).[19,20]

En los servicios de urgencias es esencial la orientación sindromática inicial, de ahí la importancia de que las pruebas complementarias realizadas posibiliten saber el grado de afectación del paciente y el origen del choque.[21]

Entre dichos estudios, no deberían faltar:

1. Hemograma (con recuento y fórmula leucocitaria). Es importante para conocer la situación inmunitaria del paciente, como para orientar en los agentes patógenos responsables del choque séptico (leucocitosis con desviación izquierda en procesos bacterianos, neutropenia en pacientes VIH, eosinofília en parasitosis y choque anafiláctico). La hemoglobina con hematocrito es necesaria en los episodios de choque hipovolémico por cuadro exanguinante, así como en los episodios de hemorragia digestiva.

2. Estudio de coagulación (plaquetas, fibrinógeno, PDF y D-dímero). La trombocitopenia, la disminución del fibrinógeno y la aparición de D-dímero son sugestivos del desarrollo de una coagulación intravascular diseminada (CID), lo que habitualmente refleja una lesión endotelial difusa o trombosis microvascular.

3. Bioquímica básica con glucosa, iones, calcio, urea, cistatina c, creatinina, aspartato aminotransferasa (AST), alanina aminotransferasa (ALT). La hiperglucemia y la resistencia a la insulina son alteraciones casi universales en pacientes sépticos. Colestasis, hiperbilirrubinemia, elevación de las transaminasas, hiperamilasemia y retención del sodio urinario, alteraciones de la función renal son habituales.

4. Marcadores cardíacos, como troponina I, T, isoenzima MB de la creatininfosfoquinasa (CPK-MB), mioglobina y marcadores de fallo cardíaco, como los péptidos natriuréticos tipo B (pro BNP).

5. Marcadores de sepsis tales como interleuquina, pro calcitonina, ferritina, proteína C reactiva, leucograma y el lactato sérico: Los niveles altos orientan hacia la existencia de una infección sistémica grave y/o bacteriana en lugar de viral o inflamatoria, por lo que son de utilidad para el tratamiento, indicación de antimicrobianos y para valorar la evolución de dichos cuadros. Valores de PCR > 20 mg/l y PCT > 2 ng/ml orientan a infección de origen bacteriano y sepsis grave. En cambio, cifras de PCR < 8 mg/l y PCT < 0,5 ng/ml disminuyen la probabilidad de bacteriemia, con sepsis por debajo de 1% - 2%. La PCR está considerada actualmente como el marcador más específico y precoz en infección bacteriana-sepsis.[31]

6. Gasometría arterial o venosa. Con ella se objetivan cambios como la aparición de hipoxemia, acidosis metabólica, consumo de bicarbonato y un exceso de bases negativo.

7. Examen de orina. Es importante en los cuadros sépticos sin foco aparente (cabe tener siempre en cuenta la prostatitis en el varón y la pielonefritis en las

mujeres), además de ser el foco de sepsis más frecuente en los pacientes mayores de 65 años.

8. Electrocardiograma. Habitualmente se observa una taquicardia sinusal, pero puede encontrarse cualquier tipo de alteración del ritmo, así como alteraciones en el segmento ST y onda T, debido a las posibles alteraciones iónicas y metabólicas que se dan en todos los pacientes con choque. Es de especial interés en el choque cardiogénico secundario a cardiopatía isquémica.

9. Hemocultivos. Dado que el choque séptico es el tipo más frecuente, es importante intentar realizar un diagnóstico microbiológico mediante hemocultivos, en primer lugar, además de otras muestras biológicas en función del foco.

10. Rayos X de tórax y ecocardiograma Doppler.[32]

11. La Tonometría gástrica: es un proceder que permite la estimación del pH intramucoso (pHi); método valioso para el seguimiento de la resucitación, ya que, en forma bastante sencilla y poco invasiva, permite estimar la perfusión tisular.[31]

12. Ecografías y tomografías de abdomen: seguida por la aspiración guiada si se detecta un área sospechosa, con el objetivo evaluar los lugares más comunes de infección que conducen al aparecimiento de un choque séptico.[32]

13. El catéter de la arteria pulmonar o catéter de Swan-Ganz (CSG) ha sido por mucho tiempo el método diagnóstico de elección. Si bien, aún existe debate del beneficio sobre su impacto en los desenlaces de los pacientes, [16] no hay duda que puede desglosar el choque y caracterizar el fenotipo. Respecto a esto último, alrededor de 85% de los casos tienen el fenotipo clásico o «frío y húmedo», caracterizado por IC bajo, RVS y PC elevadas. Sin embargo, como

se comentó antes, puede haber fenotipos con RVS normales o disminuidas y PC normal.[2] En la presencia de falla ventricular derecha asociada a un IAM (10-15%), el patrón hemodinámico característico es el aumento de la presión de la aurícula derecha (presión venosa central o PVC) y un radio aurícula derecha/PC > 0.8.[17]

El ecocardiograma es otra arma diagnóstica a la cabecera del sujeto. Para determinaciones de urgencia, el modo bidimensional (2D) y el modo-M pueden demostrar la mayoría de las anormalidades. En el escenario de un IAM, se podrá observar la reducción de la función del VI, inclusive del ventrículo derecho (dilatación, movimiento paradójico, McConell, excursión sistólica del anillo tricuspídeo [TAPSE por sus siglas en inglés] disminuida). Además, agregar el método Doppler nos aportará información como regurgitación mitral aguda y complicaciones mecánicas como ruptura de la pared libre del VI, ruptura septal ventricular y ruptura de músculos papilares. Otros datos ecocardiográficos obligados a explorar son la función diastólica (como el tiempo de desaceleración mitral ≤ 140 ms = equiparables a ≥ 20 mmHg de PC), el GC y el volumen sistólico (Doppler pulsado a través del tracto de salida del ventrículo izquierdo [TSVI] y la medición del tiempo de medición integral.[19]

1.1.8 Complicaciones[34, 35]

La hipoperfusión tisular con la consiguiente reducción del aporte de oxígeno y glucosa a la célula y la liberación de mediadores de la respuesta inflamatoria conducen a un déficit energético celular que finalmente provoca disfunción e insuficiencia de sistemas orgánicos, ocasionando complicaciones propias de este síndrome, entre las que se encuentran:

1. Respiratorio: en los capilares pulmonares se acumulan complejos inmunes y factores celulares que causan agregación de neutrófilos y plaquetas, con incremento de la permeabilidad capilar; afectación de la arquitectura pulmonar y aparición de lesión pulmonar aguda o síndrome de dificultad respiratoria aguda.

2. Riñones: la vasoconstricción compensadora del choque distribuye el flujo de sangre en el riñón hacia el área de la médula y cortical profunda, ocasionando: incapacidad para concentrar la orina, muerte celular en parches, necrosis del epitelio tubular y finalmente insuficiencia renal.

3. Corazón: habitualmente su función se conserva hasta estadios avanzados, cuando la presencia del lactato, radicales libres y otros factores humorales liberados por las células isquémicas causan disminución de la contractilidad y disfunción cardiaca.

4. Intestino: con frecuencia y de forma precoz se produce una vasoconstricción intestinal intensa con ausencia o reducción importante del flujo sanguíneo a las vellosidades. Este cuadro puede persistir, aunque la macrocirculación sea restablecida provocando alteración de la función de barrera del intestino y translocación bacteriana, lo que favorece la aparición de disfunción orgánica múltiple.

5. Hígado: el hígado tiene una microcirculación compleja y puede ser dañado tanto por la hipoperfusión como por la reperfusión que ocurre en la etapa de recuperación del choque causando insuficiencia de las funciones de síntesis hepática.[34, 35]

1.1.9 Tratamiento

El objetivo del tratamiento inicial es restablecer la perfusión microvascular y global hasta valores que mantengan la respiración celular aerobia. En diversos ensayos aleatorizados se han demostrado reducciones significativas y constantes de la mortalidad cuando el choque se invierte intensivamente antes de que se desarrolle fracaso orgánico. Una vez puesto en marcha este tratamiento inicial, el diagnóstico definitivo conduce hacia una terapia más específica basada en la etiología del choque.[36]

Una vez diagnosticado el estado de choque y siempre que sea posible, estos casos deben ser tratados en una UCI donde es necesario:

1. Identificar y controlar los factores responsables del choque. Es de importancia fundamental el control de los sangramientos.

2. Permeabilizar la vía aérea y mantener la ventilación y oxigenación (PaO2> 70 mm Hg).

3. Administrar volumen para recuperar el déficit circulatorio.

4. Corregir las alteraciones ácido-básicas y electrolíticas.

5. Colocar al paciente en posición horizontal con los miembros inferiores ligeramente elevados para incrementar el retorno venoso y garantizar la perfusión cerebral.

6. Abordaje venoso para poder monitorizar la PVC y tener una guía para el aporte del volumen. En pacientes con enfermedades cardiovasculares o respiratorias puede ser necesaria la colocación de un catéter de flotación y utilizar el valor de la PCAP para orientarnos en la cantidad de líquidos a administrar.

7. Monitorizar los signos vitales incluyendo tensión arterial, pulso, temperatura, frecuencia respiratoria, estado de conciencia, volumen de orina y la PVC y PCAP ya mencionadas.

8. Colocar catéter vesical para vigilar horariamente el volumen de la diuresis que debe tratar de mantenerse en 1 ml/Kg/hora o más.

9. Colocar sonda nasogástrica y realizar aspiraciones. No administrar alimentos o medicación enteral. Tampoco utilizar fármacos en inyecciones intramusculares o subcutáneas.

10. Mantener al paciente abrigado para evitar las pérdidas de calor.[37]

Los objetivos principales en el manejo del choque hipovolémico están encaminados al control de la causa que provoca estas pérdidas de volumen y así la restauración del volumen intravascular para garantizar la perfusión tisular y el transporte de oxígeno a los órganos vitales con el fin de cubrir los requerimientos metabólicos.[37]

El manejo integral del choque séptico debería perseguir los siguientes objetivos: erradicar el microorganismo causal, proveer al paciente de las medidas de soporte vital necesarias, neutralizar las toxinas microbianas y modular la respuesta inflamatoria del huésped.[37]

El tratamiento de estos pacientes necesita de: [38]

1. Diagnóstico Microbiológico: Tomar muestra para hemocultivos en el momento del diagnóstico del Choque Séptico, o al menos en la primera hora, pero antes de iniciar tratamiento con antimicrobianos. Tomar cultivo de fluidos del aparato afectado que genera el Choque.

2. Antimicrobianos: El tratamiento con antimicrobianos tiene que iniciarse en la primera hora después de reconocido el síndrome y haber sido tomadas las

muestras para cultivos. Recordar que el inicio tardío del tratamiento antimicrobiano está asociado a desenlaces fatales.

3. Control de la Fuente: En caso necesario drenar abscesos, desbridar heridas necróticas, retirar dispositivos potencialmente sépticos, etc. Asumir conducta específica en dependencia del cuadro clínico.

4. Uso de vasopresores: Está indicado su uso cuando falla el reemplazo de volumen en aras de sostener o incrementar la Tensión Arterial y mejorar la perfusión hística; de elección: Norepinefrina o Dopamina.

5. Uso de Inotrópicos: La dobutamina, es recomendada en pacientes con evidencia de disminución del gasto cardiaco (GC) dependiente de la Contractilidad del miocardio, dosis recomendada 5 – 20 µcg/kg/min.

6. Uso de esteroides: Se utilizará Hidrocortisona 300mg/d IV. Las dosis de esteroides superiores a las recomendadas, parar el tratamiento del choque séptico son inefectivas y perjudiciales.[38]

Lo más importante en el choque cardiogénico es el reconocimiento precoz del cuadro, tratar de identificar sus causas y coordinar tratamiento intervencionista, en este último es importante el uso de: [39]

1. Agentes inotrópicos y vasopresores (dobutamina, dopamina, milrinona, epinefrina, norepinefrina y fenilefrina).

2. Analgésicos (Con meperidina, la morfina no está indicada).

3. Trombolisis.

4. Soporte mecánico (balón de contrapulsación, dispositivos percutáneos de asistencia al ventrículo izquierdo, oxigenador de membrana extracorpórea).

5. Estrategias de repercusión (angioplastia o cirugía).

6. Marcapasos externos de ser necesario.

7. Diuréticos endovenosos si edema pulmonar y presión capilar en cuña de la arteria pulmonar (PCAP) elevada.

8. Restauración del flujo coronario (reperfusión- revascularización).

9. Angioplastia transluminal en el caso de los pacientes con IMA.[40]

Por otra parte, el tratamiento etiológico de los pacientes con choque cardiogénico establece:

1. Neumotórax a tensión o hemotórax masivo: Pleurotomía mínima media.

2. Taponamiento cardiaco: Pericardiocentesis.

3. Pericarditis aguda: Manejo con ácido acetil salicílico (AAS) y antiinflamatorios no esteroideos.

4. Rotura de pared libre ventricular: Tratamiento quirúrgico cardiovascular.

5. Tromboembolismo pulmonar: Trombolisis sistémica.[19, 41]

En el caso de los pacientes con IMA se le realiza una toma de ventrículo derecho: la terapéutica inicial incluye aumentar el llenado ventricular con volumen. Se utilizan bolos de solución salina de 100-200 ml, siempre con control estricto de la PVC.[42]

1.1.10 Pronóstico

Ninguna parte del cuerpo puede vivir sin un adecuado aporte de oxígeno y nutrientes por un periodo indefinido de tiempo. Si no se detiene el proceso va a acabar siendo irreversible, con lesiones graves de los diferentes órganos, muerte de las células de estos órganos y provocar finalmente la muerte de la persona.[43]

El choque tiene un mal pronóstico si no se detecta y se trata precozmente. Inicialmente el cuerpo pone en marcha una serie de mecanismos compensadores de forma refleja o automática para intentar amortiguar la falta de aporte de sangre a los diferentes órganos. Sin embargo, si persiste la causa desencadenante de la situación llega un momento que no es posible compensar durante más tiempo y se produce disfunción múltiple de órgano.[44]

2. 1- Modelos de pronóstico específicos

El índice de choque (IC) se define como la frecuencia cardiaca (FC) dividida por la presión arterial sistólica y fue introducida por primera vez en 1967 por Allgöwer y Burri. En la población el rango del IC normal es 0,5-0,7. Un IC > 0,9 se ha asociado con una mayor mortalidad.[16,45]

En este momento, en que hay una redefinición de los criterios de sepsis basado en escalas diagnósticas, nos planteamos la valoración de las mismas en los servicios de urgencias hospitalarios en aquellos pacientes en los que se sospecha esta entidad. Estas escalas tienen el propósito de estimar de forma rápida la gravedad del paciente para poder centrarnos en aquellos que presenten un mayor compromiso vital.[1,46]

Las reglas de predicción clínica (RPC) son herramientas diseñadas para la toma de decisiones, estas contenen tres o más variables simples obtenidas a partir de la historia clínica, examen físico y/o exámenes complementarios.[4,47]

Dichas reglas son creadas por análisis multivariado, pueden predecir la mortalidad de una enfermedad y sugerir un diagnóstico y tratamiento.[5,48] La mayor parte de RPC corresponde a sistemas de puntaje (scores). Entre las principales RPC propuestas para la evaluación del pronóstico en pacientes graves se encuentran los sistemas de puntaje Mortality in Emergency Department Sepsis (MEDS)[6], SOFA[7], qSOFA, EWS, el sistema PIRO (premorbilidad (P), infección (I), respuesta del huésped (R) y disfunción de órganos (O)), Acute Physiology and Chronic Health Evaluation (APACHE II, III,

IV)[8] y Confusion, Urea, nitrogen, Respiratory rate, Blood pressure, 65 years of age and older (CURB-65)[9], Simplified Acute Physiology Score (SAPS) I, II y III, Mortality Prediction Model (MPM) I y II, Logistic Organ Dysfunction System (LODS) y el Therapeutic Intervention Scoring System (TISS).[9] Entre estas herramientas, las RPC son comúnmente utilizadas tanto en el servicio de emergencia como en la UCI.[7,9,49]

Existen una gran variedad de escalas pronosticas, de ellas las más extendidas son: SOFA, qSOFA y LODS.[1, 7,50]

Todos estos puntajes tienen estudios disímiles con respecto a su capacidad de predicción específica según tipo de choque, la cual puede ser desde muy pobre hasta excelente.[17, 51]

Algunas condiciones clínicas como el fallo múltiple de órgano, el síndrome de dificultad respiratorio agudo, la coagulación intravascular diseminada, la insuficiencia renal aguda, la ventilación mecánica, las complicaciones propias del choque y los eventos adversos la política terapéutica se asocian con la mortalidad en los pacientes con alteraciones hemodinámica admitidos en la UCI.[12,13] Sin embargo, es necesario identificar los factores riesgo predictivos en estos pacientes, mediante los cuales pueden construirse los modelos pronósticos, herramientas estadísticas diseñadas para estimar la probabilidad de un evento de interés entre los pacientes en riesgo.[15,52]

2.2- Modelos de pronóstico generales

La identificación de los factores pronóstico, sobre la base de estudios observacionales poblacionales, se utiliza para la construcción y validación de índices pronóstico que son escalas con las cuales se pretende unir toda la información de un enfermo otorgándole a cada aspecto más o menos valor, según su importancia, para lograr un número que permita, al médico de asistencia, tener una idea global del pronóstico del paciente y obrar en consecuencia.[53]

En el ámbito de la Medicina Intensiva cobra particular interés estimar el impacto de las diferentes enfermedades sobre las reservas fisiológicas del enfermo, para así estratificar los pacientes en categorías de riesgo. Con este fin se utilizan diferentes modelos de predicción en las unidades de cuidados intensivos (UCIs), con una amplia gama de propósitos.[39]

2.2.1-Importancia de la aplicación de índices pronósticos en medicina intensiva

La aplicación de los sistemas pronóstico a nivel individual y poblacional es de vital importancia pues permite clasificar y estratificar nuevos pacientes en categorías pronósticas o de riesgo, en función de los resultados más importantes que pueden medirse en la UCI (mortalidad, complicaciones, disfunción de órganos, duración de la estadía, grado de discapacidad, secuelas a largo plazo y calidad de vida). Dichos sistemas contribuyen a estimar y comparar la calidad de la asistencia proporcionada en las diferentes instituciones, guiar la planificación de recursos para la asistencia a nivel local, investigar la capacidad técnica y asistencial de los servicios e identificar las formas de tratamiento más efectivas de acuerdo con el grado de gravedad de los enfermos. En el ámbito investigativo contribuyen al desarrollo de investigaciones clínico-epidemiológicas basadas en los resultados más relevantes a estimar en el paciente crítico en términos de evolución y pronóstico; sustentados en criterios de consenso y a mejorar la selección de pacientes para la realización de ensayos clínicos.

2.2.2- Descripción de los principales índices pronósticos generales utilizado en esta investigación

2.2.2.1 Escala SOFA

El sistema SOFA es una escala que se utiliza para evaluar la disfunción de órganos particularmente en pacientes con sepsis, se calcula en función de seis sistemas orgánicos (respiratorio, cardiovascular, hepático, coagulación, renal y neurológico), es sencilla, y estima tanto la morbilidad como la mortalidad en el paciente críticamente enfermo. La escala debe calcularse al ingreso y cada 24 horas tras la admisión, en la cual, la puntuación mínima es de cero puntos y el máximo de 24. De acuerdo con el sistema de valoración SOFA, si el puntaje se ubica entre cero y seis puntos, la mortalidad estimada será menor al 10%; para puntaje entre 13 y 14, la mortalidad llega al 50%, mientras que las puntaciones mayores a 15, determinan una mortalidad estimada del 90%.[40,41]

Un estudio realizado en pacientes con choque séptico quedó establecido que el riesgo de muerte se incrementa en 1,17 veces (IC95% 1-1,36; p=0,046) cuando la puntuación SOFA es mayor a 10 puntos, y fueron los componentes respiratorios, cardiovascular y coagulación los que mayor capacidad de predicción presentaron. El área bajo la curva ROC fue de 0,8412.[41]   Otro estudio más reciente abarcó 2 350 pacientes con el diagnóstico de sepsis, comparando la predicción de la mortalidad entre el SOFA, el qSOFA (quick SOFA o SOFA rápido) y el SRIS. La primera obtuvo la mayor área bajo la curva ROC (0,839) en relación con las restantes. Habida cuenta de ello, la escala SOFA fue superior como herramienta para la predicción de mortalidad frente al qSOFA y SIRS.[42]

2.2.2.2 Modelo SAPS 3 (Simplified Acute Physiology Score)

SAPS 3 (2005): en el año 2005 se creó un modelo SAPS completamente nuevo. Para la selección de las variables y la estimación de su peso, se utilizaron técnicas estadísticas complejas con el empleo de una base de datos de una población de 16 784 pacientes ingresados consecutivamente en 303 UCIs de 35 países mayoritariamente europeos, pero con participación importante del resto del mundo, fundamentalmente de América Central, del Sur y Australasia.[40]

El SAPS 3 incluye 20 variables divididas en tres subíndices: características del enfermo antes del ingreso (edad, condición de salud previa, comorbilidades, ubicación en el hospital, días de estancia hospitalaria y opciones terapéuticas antes del ingreso en la UCI), circunstancias del ingreso (motivo(s) de ingreso, localización anatómica de la intervención quirúrgica (si es aplicable), si el ingreso es planificado o no, presencia o sospecha de infección, y condición quirúrgica al ingreso) y presencia y grado de alteración fisiopatológica al ingreso en la UCI (en un intervalo desde 1 h antes hasta 1 h después del mismo): menor puntuación de la escala del coma de Glasgow, mayor frecuencia cardiaca, menor tensión arterial sistólica, mayor valor de bilirrubina, mayor temperatura corporal, mayor valor de creatinina, mayor cuenta leucocitaria, menor número de plaquetas, valor más bajo de pH, y soporte ventilatorio y oxigenación. La puntuación total puede variar desde 0 hasta 217; el valor mínimo observado ha sido de 5 y el máximo de 124. A diferencia de otros índices posee una ecuación para la predicción de la mortalidad hospitalaria validada para siete regiones geográficas del mundo.[40, 41]

Aunque la puntuación de gravedad y la probabilidad de mortalidad de SAPS 3 pueden calcularse manualmente, existen recursos informáticos que permiten su automatización y el almacenamiento de datos.[40]

Existen estudios que han confirmado la buena calibración del modelo pronóstico SAPS 3 sobre la mortalidad hospitalaria y en la unidad de cuidados intensivos en diferentes regiones del mundo.[42,43] Así lo demuestran estudios realizados en Colombia en una población de 2 523 pacientes; en los referidos estudios la comparación se realizó con el APACHE II. En ellos este último tuvo una mejor discriminación, pero la calibración fue más adecuada en el SAPS 3.[44] Asimismo se ha comparado con la escala SOFA, según los criterios de Sepsis 3, en 12 691 pacientes; en tal comparación, el SAPS 3 mostró la mejor capacidad de discriminación de mortalidad a los 28 días respecto al SRIS, SOFA, OASIS (Oxford Acute Severity of Illness Score), SAPS 2 y LODS (Logistic Organ Dysfunction System).[45]

Conclusión del capítulo I

Se trataron los elementos imprescindibles para la comprensión de esta investigación. Se efectuó una revisión general acerca del choque que involucró su definición, etiología, diagnóstico y tratamiento. También se analizaron distintos factores de riesgo y pronósticos descritos en la literatura. A través de la fundamentación se extrajeron las variables del estudio. Los referentes foráneos y nacionales sirvieron de sustento teórico para la metodología de trabajo y comparación con los resultados de los diferentes modelos y escalas pronosticas más empleados en las UCIs.

CAPÍTULO II

DISEÑO METODOLÓGICO

CAPÍTULO II. DISEÑO METODOLÓGICO

El presente capítulo expone el diseño general del estudio con vistas al logro del propósito trazado, el tipo de investigación y clasificación del estudio, el lugar y el período en los que se llevó a cabo el proceso investigativo, las características del universo, los criterios de inclusión y de exclusión establecidos, la selección, definición y operacionalización de variables, la forma en que se recolectó la información, los métodos de procesamiento y análisis estadístico y el modo en que se estimó y validó el modelo de predicción del choque en pacientes que ingresan en cuidados intensivos , así como los aspectos éticos tomados en consideración.

2.1 Diseño y contexto del estudio

Se realizó una investigación explicativa con un diseño de cohorte retrospectivo, de un modelo predictivo del choque, en la Unidad de Cuidados Intensivos del Hospital Clínico Quirúrgico Hermanos Ameijeiras durante el período comprendido entre enero del 2017 a diciembre del 2022.

2.2 Universo

2.2.1 Criterios de inclusión

- Pacientes mayores a 18 años de edad admitidos en la UCI durante el tiempo de investigación.

- Pacientes con una estadía mayor de 24 horas en la unidad de cuidados intensivos.

- Pacientes que no fueron trasladados a otra institución hospitalaria.

2.2.2 Criterios de exclusión

1. Estadía en la UCI inferior a 24 horas.

2. Los casos que negaron su autorización a participar en el estudio.

3. Gestantes.

4. Pacientes admitidos en la UCI para cuidados al final de la vida.

2.3 Muestra

En la UCI se admitieron 563 pacientes durante el tiempo que duró la investigación, se excluyeron 25 pacientes. Luego de considerar los criterios de inclusión y de exclusión, la muestra definitiva quedó conformada por 538 pacientes, la cual se dividió al azar con el programa SPSS-23 el 50% para cada grupo: 259 para el grupo estimación y 259 para la validación. (Anexo 2)

El tamaño de la muestra se determinó según criterios de factibilidad pues se trataba de la revisión de muchos aspectos de la historia clínica del paciente y que fuera adecuado para la llevar a cabo la regresión logística, garantizando que existieran al menos 10 pacientes por cada variable incluida en dicha función.

Con el fin de optimizar la validez de los datos, la revisión de las historias se realizó por dos evaluadores independientes que discutieron discrepancias hasta arribar a consenso; ambos revisores, debieron consultar en varias ocasiones con especialistas del servicio sus dudas acerca de datos en la Historia Clínica.

2.4. Operacionalización de las variables

Se exponen las variables estudiadas, la clasificación y su respectiva operacionalización.

1. Edad: variable cuantitativa continua. Se tuvo en cuenta según años cumplidos y se clasificó en dos grupos menor que 60 años y mayor o igual a 60 años.

2. Sexo: variable cualitativa nominal dicotómica. Según sexo biológico y se clasificó como masculino y femenino.

3. Color de la piel: variable cualitativa nominal politómica. Según aspecto al examen físico y se clasificó como blanca, negra y mestiza.

4. Procedencia: variable cualitativa nominal politómica. Según el área hospitalaria de donde proceda el paciente y se clasificó como:

- Urgencia

- Sala

- Otra UCI

- Otro Hospital sala

- Otro hospital UCI

4. Estadía previa: variable cuantitativa discreta. Según el tiempo de hospitalización del paciente estimado en días. Se consideró los días que se mantuvo el paciente desde el ingreso hasta el traslado a la UCI y se clasificó en dos grupos menor de 6 días y mayor o igual a 6 días.

5. Estadía en UCI: variable cuantitativa discreta. Se consideró cuando el paciente durante su ingreso necesitó tratamiento en dicha unidad y después fue trasladado de nuevo a su sala de origen donde se le dio alta vivo o fallecido. Se clasificó dos grupos menor de 6 días y mayor o igual a 6 días.

6. Reingreso: variable cualitativa nominal dicotómica. Se consideró cuando el paciente volvió a ingresar en el servicio por la misma causa por la cual había causado egreso antes de los 30 días del mismo. Se clasificó en dos categorías sí o no.

7. Mortalidad: variable cualitativa nominal dicotómica. Se consideró todo paciente que egresara fallecido de la UCI.

8. Sepsis: variable cualitativa nominal dicotómica. Según la presencia de sepsis al ingreso en la UCI, definida según los criterios de la campaña de supervivencia a la sepsis 2021.[49] (Anexo 2)

9. Ventilación asistida mecánica (VAM): variable cualitativa nominal dicotómica. Según el paciente requirió ventilación artificial mecánica invasiva en las primeras 24 horas de admisión en la UCI.

10. Glasgow de las primeras 24 h: variables cuantitativas discreta. Según puntuación de respuestas ocular, verbal y motora.[50] (Anexo 3).

Se clasificó en grupos:

- ≥8
- 9 – 11
- 12 - 15

11. SOFA (Sequential Organ Failure Assessment): variables cuantitativas discreta. Según la puntuación obtenida en la escala SOFA en las primeras 24 horas de ingreso en la UCI.[51] (Anexo 4).

Se clasificó en grupos:

- <3
- ≥3

12. SAPs3 (Simplified Acute Physiology Score): variables cuantitativas discretas. Según la puntuación obtenida en la escala de gravedad SAP III en las primeras 24 horas de ingreso en la UCI.[52] (Anexo 5)

13. Enfermedades asociadas variable cualitativa nominal dicotómica. Se consideraron como presente o ausente las siguientes referidas por el paciente en el interrogatorio:

- Diabetes mellitus

- Hipertensión arterial

- Enfermedad renal crónica

- Enfermedad cerebrovascular

- Asma bronquial

- Enfermedad pulmonar obstructiva crónica

- Neoplasia

- Cirrosis hepática

14. Estado nutricional: variable cualitativa nominal politómica. Se tuvo en cuenta según el valor del índice de masa corporal (Peso en Kg/Talla en metros al cuadrado).

Se clasificó en grupos:

Desnutrido: <18,5 Kg/m^2

Normopeso: entre 18,5 Kg/m^2 – 24,9 Kg/m^2

Sobrepeso: entre 25,0 Kg/m^2 – 29,9 Kg/m^2

Obeso: ≥30,0 Kg/m^2

15. Diagnóstico principal al egreso: variable cualitativa nominal politómica. Condición morbosa, establecida después del estudio del paciente, que realmente motivó el proceso patológico que dio lugar a la hospitalización. La delimitación del diagnóstico principal se realizó por los investigadores directamente: se buscaba lo consignado en la hoja de egreso como tal por el médico de asistencia y se verificaba en la historia clínica si se correspondía con la definición de diagnóstico principal al egreso enunciada antes. Cada diagnóstico principal al egreso codificado por la Décima Revisión de la Clasificación Estadística Internacional de Enfermedades y Problemas Relacionados con la Salud (CIE-10).[53]

Se clasificó de la siguiente manera:

- Respiratorio

- Cardiovascular

- Digestivo

- Neurológico

- Genitourinario

- Infecciones profundas

- Reumatológico

- Hemolinfopoyético (HLP)

- Sistema osteomioarticular (SOMA)

- Endocrinometabólico

16. Tipos de paciente: variable cualitativa nominal politómica. Se consideró según la condición médica del paciente al ingreso en la UCI y se clasificó como:

- Médicos emergentes

- Quirúrgicos electivos

- Quirúrgicos emergentes

Localización de la cirugía: variable cualitativa nominal politómica. Se tuvo en cuenta según sitio quirúrgico:

- No quirúrgico

  - Cirugía abdomen / tórax/ miembros

  - Neurocirugía por Accidente Cerebrovascular

2.4.1 Variables sobre los complementarios recibidas del laboratorio clínico

1. Leucocitos: variable cuantitativa continúa. Según hemograma con diferencia, valor de los leucocitos del hemograma con diferencial medidos en Células/ mm^3.

2. Albúmina: variable cuantitativa continúa. Según datos recogidos en la base de datos. Determinación en sangre venosa en ayunas medidas en g/L.

3. Creatinina: variable cuantitativa continúa. Según datos recogidos en la base de datos. Determinación en sangre venosa en ayunas medidas en umol/L.

4. Urea: variable cuantitativa continúa. Según datos recogidos en la base de datos. Determinación en sangre venosa en ayunas medidas en mmol/L.

5. Bilirrubina: variable cuantitativa continúa. Según datos recogidos en la base de datos. Determinación en sangre venosa en ayunas medidas en umol/L.

2.4.2 Algunas variables cardiovasculares

1. Hipertensión arterial: variable cualitativa nominal dicotómica. Según lo referido por el paciente presenta o ausente.

2. Cardiopatía isquémica (CI):

3. Insuficiencia cardiaca congestiva (ICC): variable cualitativa nominal dicotómica. Según lo referido por el paciente presenta o ausente.

4. Frecuencia cardiaca: variable cuantitativa discreta. Según medición de los latidos cardiacos en un minuto.

5. Tensión arterial media (TAM): variable cuantitativa discreta. Según formula PAM igual a (PAS+2*PAD) /3 en mmhg.

6. Presión venosa central (PVC): variable cuantitativa discreta. Según escala de medición desde cateterismo central yugular o subclavio en cm/H2O) se clasificó en grupos:

--1 – 8 cm H2O   -- 8,1 – 12 CM H2O   -- 12,1 y más CM H2O

7. Índice de choque se define cómo variable cuantitativa discreta. Según integración de dos variables fisiológicas: la frecuencia cardíaca (FC) y la tensión arterial sistólica (TAS) se calcula de la siguiente manera:

FC/TAS

8. Tipos de choque: variable cualitativa nominal politómica. Según clasificación clásica como sigue:

A.-   Choque Hipovolémico

Caracterizado por disminución efectiva de volumen circulante intravascular relacionado con pérdida de sangre, plasma y/o líquido y electrolitos; estos fenómenos conducen a hipotensión arterial y disminución del volumen diastólico de llenado.

El organismo se defiende con vasoconstricción para mantener la presión arterial temporalmente; sin embargo, si no se remplaza el volumen perdido, la hipotensión se acentúa al igual que la resistencia arterial y venosa periférica, lo que produce un colapso a nivel de la microcirculación con la consiguiente hipoxia progresiva, produciendo un desbalance entre el aporte y la necesidad de oxígeno en los tejidos; de mantenerse esta alteración lleva a la isquemia celular y a la muerte.

B.-   Choque Cardiogénico: se relaciona directamente con la falla de la bomba cardiaca con alteración de la contractibilidad miocárdica funcional o estructural. Implica por lo menos de 30% a 40% de pérdida de miocardio funcional. El infarto miocárdico agudo que se acompaña con choque moderado a severo, tiene una mortalidad asociada del 80% al 90%. El 10% aproximadamente de pacientes con infarto miocárdico agudo presentan choque cardiogénico, desarrollándose este dentro de las primeras 24 horas en el 50% de los casos.

C.- Choque Obstructivo: las diferentes causas mencionadas en la clasificación presentada, originan evidente reducción del gasto cardiaco, que de acuerdo a la severidad del cuadro pueden desencadenar el síndrome del choque. El taponamiento cardiaco, el neumotórax y la embolia pulmonar aguda requieren manejo de emergencia con diagnóstico y tratamiento inmediato; debe practicarse pericardiocentesis para el taponamiento cardiaco, anticoagu-lantes y trombolíticos en caso de embolia pulmonar masiva, siendo necesaria en algunas oportunidades la cirugía (embolectomía); así como el inmediato drenaje del aire en caso de neumotórax compresivo. Se incluyó en el choque cardiogénico.

D.- Choque Distributivo: las diversas causas mencionadas llevan por diferentes mecanismos fisiopatológicos a disminución de la resistencia vascular sistémica con la hipotensión correspondiente. Incluyó el choque neurogénico y anafiláctico.

E. - Choque Séptico: el síndrome es producido en este caso por acción directa de microorganismos que ingresan al torrente circulatorio o de sus toxinas; sumándose la respuesta inflamatoria del paciente. La superinfección produce liberación exagerada de mediadores que llevan al paciente rápidamente al choque, con TAM igual o menor de 65 mmhg que no responde a volumen y requieres de droga vasoactivas.

Los pacientes afectados con mayor frecuencia son aquellos inmunodeprimidos, generalmente en extremos de la vida, diabéticos, afectados con sida, leucemia, infecciones severas de origen digestivo, genitourinario o biliar. La virulencia incrementada del germen igualmente puede constituir un factor importante.

2.4.3 Variables de la gasometría

1. pH: variable cuantitativa continúa. Según medición hemogasométrica. Se clasificó en tres grupos:

- Trastornos simples <7.35 o >7.45

- Trastornos mixtos pH entre 7.35 y 7.45. En estos trastornos coexisten simultáneamente dos o más alteraciones acidosbásicas simples con el componente respiratorio ($pCO2$) y/o metabólico ($HCO3^-$) alterados.

2. Presión parcial de dióxido de carbono ($PaCO2$): variable cuantitativa continúa. Según medición hemogasométrica en mmhg. Se clasificó en tres grupos:

➢ <35 mmhg

➢ 35 – 45 mmhg

➢ >45 mmhg

3. Bicarbonato de sodio ($HCO3^-$): variable cuantitativa continúa. Según medición hemogasométrica en mmol/L).

4. Relación de la presión parcial de oxigeno entre fracción inspiratoria de oxígeno ($PaO2/FiO2$): variable cuantitativa continúa. Según medición hemogasométrica en mmhg. Se clasificó en grupos.

≥100

101-200

201-300

>300

5. De acuerdo a los resultados de la gasometría, variable cuantitativa continúa, se clasificó como:

Normal: pH entre 7.35 y 7.45

Trastorno simple <7.35 o >7.45

Trastorno mixto pH entre 7.35 y 7.45 con unos o ambos componente respiratorio (pCO_2) y metabólico (HCO_3^-) alterados

2.5 TÉCNICAS Y PROCEDIMIENTOS

2.5.1 Recolección de datos

Los datos se recogerán en las primeras 24 horas de admisión de los pacientes en la UCI y se registraron en el Modelo de Recogida de Datos (Anexo 6). Posteriormente, se almacenaron digitalmente en una planilla Excel para implementar el procesamiento estadístico. En los pacientes admitidos en la UCI en más de una ocasión durante la misma hospitalización, se tomaron solo los datos de la primera admisión. De forma general, para ser admitidos en la UCI, el médico de cabecera y el intensivista debieron estar de acuerdo respecto al ingreso en la UCI8B.

2.5.2 Análisis estadístico

Para construir el indicador se utilización dos estrategias. La primera estrategia es propia de la construcción de índices pronóstico.[54] Se busca una función, en general la conocida como Regresión Logística, que brinda la posibilidad de estimar directamente la probabilidad de que un paciente tenga choque a partir de un conjunto de variables seleccionadas. La segunda consistió en construir una escala que resultara de la suma de varios componentes (ítems) cada uno ponderado según su importancia en la determinación de la presencia de choque. Se siguieron los pasos básicos conocidos de la construcción y validación de escalas de meción con las adaptaciones necesarias debido al hecho de que no se estaba construyendo una escala para evaluar un concepto abstracto sino para evaluar la posibilidad de que un paciente presentara choque con un criterio de verdad conocido y concreto. Esta estrategia conduce a una escala que refleja en un número la posibilidad de que un paciente presente choque en términos cuantitativos. Ambas estrategias persiguen el objetivo de cuantificar, de alguna manera la probabilidad de que aparezca el choque, solo que la segunda estrategia conduce a una manera más sencilla de obtener este objetivo y por tanto más fácil de introducir en la práctica médica. La primera estrategia tiene una mayor potencialidad de ser exacta al estimar directamente la probabilidad de tener choque. Para ambas estrategias hubo necesidad de buscar las variables que conformarían las variables independientes de la función de regresión.[55]

2.5.3 Concepción de las variables

Las variables que se propusieron para formar el índice (y la escala) fueron seleccionadas a partir de la revisión extensa de la literatura actualizada sobre el tema, en busca de los criterios que pueden estar presentes en personas con choque. Estos criterios pueden o no formar parte de índices anteriormente validados o haber sido descritos como asociadas a dicha condición morbosa. Para esto se emplearon las siguientes fuentes:

1. Libros actualizados sobre el tema.

2. Artículos publicados en revistas especializadas.

3. Búsqueda en internet, con el uso de las bases de datos PubMed, Scielo con las palabras claves: choque, incidencia, prevalencia, epidemiología, mortalidad, pronóstico, índices y escalas.

Las variables seleccionadas fueron las descritas antes en la operacionalización de variables.

2.5.4 Desarrollo de la primera estrategia (índice diagnóstico)

La muestra fue dividida aleatoriamente en dos partes, de 268 pacientes cada una. Con el primer grupo de historias, se estimó la función de Regresión Logística que modela la relación entre la probabilidad de tener choque (variable dependiente) y las variables independientes: la edad, el sexo, índice de masa corporal (con sus categorías), la cardiopatía isquémica, la presencia de enfermedad tumoral, la diabetes mellitus, el estado nutricional evaluado con el índice de masa corporal, la frecuencia cardíaca, la presión venosa central , la albúmina, el tipo de paciente, la escala SOFA y la gasometría.

Con el propósito de evaluar la existencia de una correlación excesiva entre las variables independientes (colinealidad) que introdujera imprecisiones en las estimaciones se evaluó la asociación entre estas. Para las variables cualitativas se aplicó la prueba de homogeneidad χ^2 (Ji Cuadrado, acompañada de un coeficiente de correlación (Phi o V de Cramer, según se tratara de tablas de un grado de libertad o más de un grado de libertad respectivamente); en el caso de las variables cuantitativas, se aplicó el coeficiente de correlación de Pearson (ρ). No existió ningún valor de los coeficientes calculados superior a 0.8, cifra que se consideró para afirmar que existía correlación importante entre las variables.

El modelo de Regresión Logística establece que si se tiene una variable dicotómica "Y" (que en este caso es choque sí o no), la probabilidad de que un paciente presente choque en la UCI puede expresarse en función de las variables X_1, $X2$......X_n de la siguiente manera:

$$P(Y = 1) = \frac{1}{1 + \exp - (b_0 + b_1 X_1 + ... + b_n X_n)}$$

Donde:

b_0: es el término independiente

b_1..., b_n: son los coeficientes respectivos de las variables independientes

Para la búsqueda de las variables asociadas a la presencia de choque a partir de un modelo inicial, se ajustó un modelo de regresión logística multivariado con respuesta dicotómica, por el método paso a paso (adelante Wald). El modelo debe ser aquél más reducido que explique los datos (principio de parsimonia), y que además sea técnicamente congruente e interpretable. Hay que tener en cuenta que un mayor número de variables en el modelo implicará mayores errores estándar. Se incluyeron todas aquellas variables que se consideraron técnicamente importantes para el modelo.

Posteriormente mediante el estadígrafo de _Wald_ se identificaron aquellas variables cuyos coeficientes fueron significativamente diferentes de 0 ($p<0.05$). Además, se estimaron los _odds ratio_ (_OR_) puntuales y por intervalos para cada variable ($\exp (bi)$) seleccionada, los que fueron interpretados. La función obtenida permitió determinar la probabilidad de tener choque en función de estas y paralelamente estimar la influencia independiente de cada variable sobre el choque.

La bondad de ajuste del modelo se verificó mediante su calibración (medida de que la probabilidad predicha de tener choque concuerde con la observada) por medio del estadístico de Hosmer y Lemeshow.

La discriminación (capacidad del modelo para distinguir entre pacientes con y sin choque) del modelo se evaluó mediante el ploteo de una curva ROC (curva de operaciones características del receptor por sus siglas en inglés) a partir de la sensibilidad y 1-especificidad calculadas según las probabilidades de tener esa condición morbosa calculadas a partir del modelo obtenido. La discriminación será buena en la medida que esa área se acerque al valor uno.

La distribución empírica de las probabilidades estimadas en esta primera estrategia se dividió en tres partes iguales a partir de los percentiles 33,3 (0,01927) y 66,7 (0,35850), de manera que se pudieran obtener tres estratos de riesgo bajo (<0,01927), medio (entre 0,01927 y 0,35850) y alto (>0,35850). Se evaluó entonces la existencia de relación entre estos grupos y la presencia de choque.

2.5.5 Validación del índice

En la segunda parte de la muestra, que sirvió para la validación, se estimó la probabilidad de tener choque para cada paciente a partir de la función de regresión estimada con la muestra correspondiente y para evaluar la capacidad del modelo para pronosticar el choque se construyó una curva ROC.[56,57] La evaluación de la discriminación (capacidad de distinguir los pacientes con y sin choque), se realizó por el examen visual de la curva (en tanto más alejada del eje de las abscisas, sobrepasando la bisectriz del primer cuadrante donde quedarían aquellos puntos de una prueba positiva o negativa por casualidad, más eficaz resultará la función para la predicción) y por el cálculo del área bajo la curva con su intervalo de confianza de 95 por ciento.

La calibración (medida de que la probabilidad de choque predicha refleje correctamente el verdadero riesgo de tener choque) se estimó mediante la prueba de Hosmer-Lemeshow.

En la muestra de la validación la distribución empírica de las probabilidades estimadas en esta primera estrategia se dividió en tres partes iguales a partir de los percentiles 33,3 (0,01927) y 66,7 (0,35850), de manera que se pudieran obtener tres estratos de riesgo bajo (<0,01927), medio (entre 0,01927 y 0,35850) y alto (>0,35850). Se evaluó entonces la existencia de relación entre estos grupos y la presencia de choque.

2.5.6 Desarrollo de la segunda estrategia (escala)

Con las mismas variables que las empleadas en la estrategia descrita antes, se procedió a aplicar el procedimiento básico para construir escalas de medición.

Dado que posiblemente cada variable no tuviera la misma importancia en la ocurrencia del choque se otorgaron ponderaciones a cada uno de ellas. Esta tarea se alcanzó con ayuda de la función de regresión logística multivariada obtenida con la muestra de estimación. Los odds ratio de cada variable se utilizaron para las ponderaciones ya que el valor del mismo indica la importancia de cada variable en la estimación de la probabilidad de tener choque. La escala definitiva que se propone resultó ser una combinación lineal de la siguiente forma:

$I = w_1 x_1 + w_2 x_2 + \ldots + w_k x_k$

Donde las X's representan a las diferentes variables y las W a las ponderaciones otorgadas a cada una de ellos a partir de los OR de la función de regresión redondeados a un valor después de la coma.

La distribución empírica de los valores de la escala calculados a cada paciente se dividió en tres partes iguales con los percentiles 33,3 (162,190) y 66,7 (424,635) para obtener también tres estratos de riesgo bajo (<162,90), medio (entre 162,90 y 424,635) y alto (>424,635). Se procedió a evaluar la relación de esta variable con la presencia de choque.

2.5.7 Validación de la escala

La circunstancia de que en este caso se cuenta con un criterio de verdad permitió que, para la validación de la escala, se haya seguido el procedimiento que se emplea en la validación de índices predictivos o diagnósticos. Para cada paciente se calculó el valor de la escala y se construyó una curva ROC para evaluar la discriminación (capacidad de distinguir entre personas con y sin choque). La validación de la escala se realizó con la muestra de validación ya que la estimación de los OR de la Regresión Logística que servirían para otorgar ponderaciones a cada variable, se obtuvo de la muestra de estimación.

En la muestra de la validación, la distribución empírica del valor de la escala calculados a cada paciente se dividió en tres partes iguales con los percentiles 33,3 (133,2) y 66,7 (165,0) para obtener también tres estratos de riesgo bajo (<133,2), medio (entre 133,2 y 165,0) y alto (>165,0). Se procedió a evaluar la relación de esta variable con la presencia de choque.

2.6 CONSIDERACIONES ÉTICAS

El proyecto de esta investigación se aprobó previamente por el Comité de Ética y el Consejo Científico del hospital participante. El estudio se realizó de acuerdo a los principios de la Declaración de Helsinki de la Asociación Médica Mundial, actualizada en Fortaleza, Brasil, en el año 2013.[58] También se actuó según los principios de la ética médica: beneficencia, no maleficencia, autonomía y justicia. Bajo ningún concepto se revelará la identidad de los pacientes en ningún foro científico o publicación. En todo momento se garantizó la confidencialidad de los enfermos, para lo cual los datos fueron manipulados a través de sus iniciales. Este fue un estudio de diseño observacional, por lo cual no se realizaron procedimientos diagnósticos o terapéuticos adicionales a los correspondientes para la atención médica estándar de los pacientes inclu dos. No obstante, dado el carácter prospectivo del mismo, para incorporar a cada paciente al estudio, el mismo debió firmar el consentimiento informado (Anexo 7), documento que explica adecuadamente y con lenguaje claro, los objetivos, beneficios y riesgo de la investigación. En caso que el paciente estuviera incapacitado mentalmente para comprender el contenido del consentimiento informado, el mismo se firmó por su representante legal o familiar de primer grado.

Conclusión del capítulo II

En el presente capítulo se mostró el diseño general de la investigación, las particularidades de los grupos de pacientes sujetos a investigación y la operacionalización de las variables. El análisis estadístico consistió en el cálculo de frecuencias relativas y absolutas; para construir el indicador se utilizaron dos estrategias. La primera estrategia de la construcción de modelo pronóstico con la Regresión Logística, se pudo estimar la probabilidad de que un paciente tenga choque a partir de un conjunto de variables seleccionadas.

La segunda consistió en construir y validar un modelo predictivo de choque. Se

aplicaron las consideraciones éticas al respecto.

CAPÍTULO III

RESULTADOS

CAPÍTULO III. RESULTADOS

En este capítulo se presentan los resultados de la investigación se han ordenado en diferentes subepígrafes de acuerdo a los objetivos de la investigación. En primer lugar, se describen las características generales de la población estudiada, a continuación, el análisis univariado con la identificación de los factores riesgo para la aparición del choque. Para dar respuesta al segundo objetivo se realizó la estimación con en la regresión logística, con la elaboración de un modelo pronóstico del choque en pacientes ingresados en cuidados intensivos. En un tercer momento se valida el modelo predictivo de choque propuesta en una población que no formó parte de los dos primeros objetivos.

3.1 Características de los pacientes

Se estudió una muestra de 269 pacientes para la estimación. En promedio la edad fue de 60,4 ± 14,5 años. De forma general predominaron los pacientes de 60 años y más. No existieron diferencias significativas según la edad entre los pacientes con y sin choque (60,7 ± 14,4 vs 59,4 ± 15,1; p=0,637). Tampoco existieron diferencias significativas (p>0,05) entre los dos grupos de pacientes según sexo y color de la piel. En cuanto a la procedencia en los dos grupos de estudio predominaron los de ingreso en sala con un 85,6% y 86,8%, respectivamente. (Tabla 1)

Tabla 1. Caracterización de los pacientes analizados según grupos de estudio, variables demográficas y procedencia

Variables	Choque				Total (n=269)		p
	No (n=201)		Sí (n=68)				
	No.	%	No.	%	No.	%	
Edad (media ± DE, años)	60,7 ± 14,4		59,4 ± 15,1		60,4 ± 14,5		0, 535[a]
< 60	86	42,8	32	47,1	118	43,9	0,637[b]
≥60	115	57,2	36	52,9%	151	56,1	
Sexo							
Masculino	104	51,7	38	55,9	142	52,8	0,652[b]
Femenino	97	48,3	30	44,1	127	47,2	
Color de la piel							
Blanca	160	79,6	53	77,9	213	79,2	0,747[c]
Negra	12	6,2	3	4,4	15	5,6	
Mestiza	29	14,4	12	17,6	41	15,2	
Procedencia							
Urgencia	10	8,5	8	11,8	25	9,2	
Sala	172	85,6	59	86,8	231	85,9	
Otra UCI	1	0,5	0	0,0	1	0,4	d
Otro Hospital sala	2	1,0	0	0,0	2	1,0	
Otro hospital UCI	9	4,5	1	1,5	10	3,7	

Fuente: Historia Clínica Leyenda: DE: desviación estándar, a. prueba t de Student, b: prueba chi (χ^2) cuadrado con corrección, c. prueba chi (χ^2) cuadrado, d: prueba chi cuadrado (χ^2) no válida por existir 50,0 % de frecuencias esperadas menores que 5

3.2 Análisis univariado del grupo de estimación

En relación con las variables clínicas y escalas pronosticas, existieron diferencias significativas entre los dos grupos de estudio para la mortalidad (26,9% vs 60,3%; p<0,001), la sepsis (35,8% vs 54,4%; p=0,011), la ventilación artificial mecánica (27,9% vs 69,1%; p<0,001) y el SOFA (3,1 ± 2,5 vs 9,3 ± 3,7; p<0,001). (Tabla 2)

Tabla 2. Distribución de los pacientes según grupos de estudio, variables clínicas y escalas pronósticas

Variables	Choque				Total (n=269)		p
	No (n=201)		Sí (n=68)				
	No	%	No	%	No	%	
Estadía previa (mediana/RI; días)	7,0/12,0		7,0/13,0		6,0/13,0		0, 942[a]
<6	84	41,8	27	39,7	111	41,3	0,873[b]
≥6	117	58,2	41	60,3	158	58,7	
Estadía en UCI (mediana/RI)	5,0/6,0		5,0/7,0		4,0/6,0		0, 455[a]
<6	118	58,7	35	51,5	153	56,9	0,368[b]
≥6	83	41,3	33	48,5	116	43,1	
Reingreso	84	41,8	31	45,6	115	42,8	*0,685[b]*
Mortalidad	54	26,9	41	60,3	95	35,3	*<0,001[b]*
Sepsis	72	35,8	37	54,4	109	40,5	0,011[b]
VAM	56	27,9	47	69,1	103	40,3	<0,001[b]
Glasgow (mediana/RI)	15,0/2,0		14,0/3,0		15,0/3,0		0,006[a]
Glasgow primeras 24 h							
≥8	18	9,0	6	8,8	24	8,9	0,877[c]
9 – 11	22	10,9	9	13,2	31	11,5	
12 - 15	161	80,1	53	77,9	214	79,6	
SOFA (Media ± DE)	3,1 ± 2,5		9,3 ± 3,7		4,7 ± 3,9		*<0,001[a]*
<3	101	50,2	2	2,9	103	38,3	*<0,001[b]*
≥3	100	49,8	66	97,1	166	61,7	
SAPs3 (Media ± DE)	54,6 ± 17,1		58,7 ± 18,9		55,6 ± 17,6		0, 103a

Fuente: Historia Clínica

Leyenda: RI: rango intercuartílico a: prueba U de Mann Whitney, b: prueba chi cuadrado (χ^2) con corrección (χ^2) c: prueba chi (χ^2) cuadrado de linealidad.

Con respecto a las enfermedades asociadas predominaron en ambos grupos de estudio la hipertensión arterial 59,7% vs 48,5%, las neoplasias 42,3% vs 44,1%, en orden de frecuencia le siguen la diabetes mellitus 26,4% vs 10,3%. Sólo hubo diferencias significativas para la diabetes mellitus p=0,010. Según valoración nutricional fueron más frecuentes los normopesos 45,8% vs 47,1% y los sobrepesos 28,4% vs 23,5%, pero sin diferencias significativas (p=0,778) entre los grupos de estudio. (Tabla 3)

Tabla 3. Distribución de los pacientes según grupos de estudio, enfermedades asociadas y valoración nutricional

Variables	Choque				Total (n=269)		p
	No (n=201)		Sí (n=68)				
	No	%	No	%	No	%	
Neoplasia	85	42,3	30	44,1	115	42,8	0, 903[a]
HTA	120	59,7	33	48,5	60	22,3	0, 143[a]
DM	53	26,4	7	10,3	60	22,3	0,010[a]
ERC	16	8,0	9	13,2	25	9,3	0, 292a
ECV	10	5,0	2	2,9	12	4,5	0,736[b]
AB	17	8,5	5	7,4	22	8,2	0, 975[a]
EPOC	10	5,0	3	4,4	13	4,8	1,000[b]
CH	13	6,5	8	11,8	21	7,8	0, 252[a]
IMC (media ± DE)	24,2 ± 5,9		24,0 ± 5,8		24,1 ± 5,9		0,827[c]
Desnutrido	27	13,4	12	17,6	39	14,5	
Normopeso	92	45,8	32	47,1	124	46,1	0,778[d]
Sobrepeso	57	28,4	16	23,5	73	27,1	
Obeso	25	12,4	8	11,8	33	12,3	

Fuente: Historia Clínica

Leyenda: HTA; hipertensión arterial, DM: diabetes mellitus, ERC: enfermedad renal crónica, CI: cardiopatía isquémica, ECV: enfermedad cerebrovascular, ICC: insuficiencia cardíaca congestiva, AB: asma bronquial, EPOC: enfermedad pulmonar obstructiva, CH: cirrosis hepática, a: prueba chi (χ^2) cuadrado con corrección, b: prueba exacta de Fisher, c: prueba t de Student, d: prueba chi cuadrado (χ^2) de Bartholomew.

Según la distribución de pacientes por diagnóstico y grupo de estudio se observó una mayor cantidad de casos con enfermedades digestivas en ambos grupos, representados por 42,6% y 38,2%, en orden de frecuencia le siguió en el grupo de pacientes sin choque las enfermedades respiratorias con un 18,4% y en los que tenían esa condición morbosa las cardiovasculares con un 25,0%: (Tabla4, figura 1)

Tabla 4. Distribución de los pacientes según diagnóstico y grupo de estudio

Diagnóstico	Choque				Total (n=269)	
	No (n=201)		Sí (n=68)			
	No	%	No	%	No	%
Digestivo	85	42,6	26	38,2	111	41,3
Respiratorio	37	18,4	9	13,2	46	17,1
Cardiovascular	25	12,4	17	25,0	42	15,6
Neurológico	28	13,9	3	4,4	31	11,5
Genitourinario	13	6,5	4	5,9	17	6,3
Infecciones profundas	5	2,5	4	5,9	9	3,3
Reumatológico	4	2,0	1	1,5	5	1,9
HLP	3	1,5	2	2,9	5	1,9
SOMA	1	0,5	1	1,5	2	0,7
Endocrinometabólico	0	0,0	1	1,5	1	1,5

Fuente: Historia Clínica

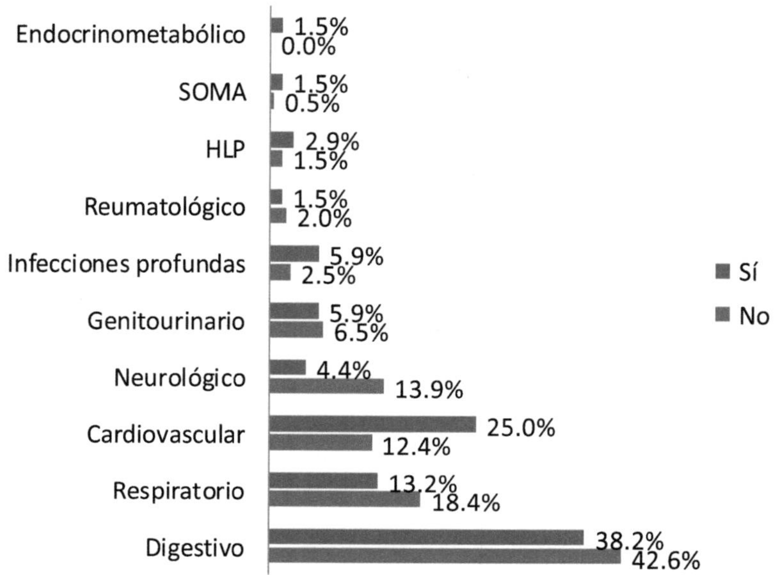

Figura 1. **Distribución de los pacientes según diagnóstico y grupo de estudio**

La distribución de pacientes según grupo de estudio, tipos de paciente y localización de la intervención quirúrgica mostró que los quirúrgicos electivos con 135 pacientes para el 50,2% prevalecieron en el universo, de los cuales 40 (58,8%) tenían choque, le siguen los médicos emergentes (76 pacientes para el 29,0%). La localización de la cirugía quedó más representada en los pacientes no quirúrgicos (150 pacientes para el 55,8%).

Existieron diferencias significativas (p=0,026) entre los grupos de estudio para los tipos de pacientes, médicos emergentes 33,3% vs 16,2%, quirúrgicos electivos 47,3% vs 58,8% y quirúrgicos emergentes 19,4% vs 25,0%. En cuanto a la localización de la intervención en los pacientes quirúrgicos predominó la cirugía abdomen, tórax y miembros con un 43,8% vs 36,8%. (Tabla 5)

Tabla 5. Distribución de pacientes según grupo de estudio, tipos de paciente y localización de la intervención quirúrgica

Variables	Choque				Total (n=269)		p
	No (n=201)		Sí (n=68)				
	No	%	No	%	No	%	
Tipos de paciente							
Médicos emergentes	67	33,3	11	16,2	76	29,0	
Quirúrgicos electivos	95	47,3	40	58,8	135	50,2	0,026[a]
Quirúrgicos emergentes	39	19,4	17	25,0	56	20,8	
Localización de la cirugía							
No quirúrgico	107	53,2	43	63,2	150	55,8	
Cirugía abdomen / tórax/ miembros	88	43,8	25	36,8	113	42,0	b
Neurocirugía por ACV	6	3,0	0	0,0	6	2,2	

Fuente: Historia Clínica

Leyenda: a: prueba chi cuadrado (χ^2) con corrección (χ^2) b: no se calcula por existir 33,3 % de frecuencias esperadas menores que 5.

Para los resultados de laboratorio, excepto los leucocitos, existieron diferencias significativas entre los grupos de estudio para la albúmina 27,2/9,2 vs 24,0/7,9; p=0,001, la creatinina 71,0/67,0 vs 131,0/197,0; p<0,001, la urea 7,0/7,0 vs 13,1/8,0; p<0,001 y la bilirrubina 11,5/30,4 vs 24,2/60,5; p=0,002. (Tabla 6)

Tabla 6. Distribución de los pacientes según grupos de estudio y resultados del laboratorio

	Choque		Total	p[a]
	No (n=201)	Sí (n=68)		
Leucocitos (Mediana/RI; células·10⁹)	12,5/6,6	13,8/12,0	12,8/8,1	*0, 298[a]*
Albúmina (Mediana/RI; g/l)	27,2/9,2	24,0/7,9	26,0/9,6	***0,001[a]***
Creatinina (Mediana/RI; umol/l)	71,0/67,0	131,0/197,0	80,0/90,0	***<0,001[a]***
Urea (Mediana/RI; mmol)	7,0/7,0	13,1/8,0	8,3/9,0	***<0,001[a]***
Bilirrubina (Mediana/RI; umol)	11,5/30,4	24,2/60,5	12,6/37,9	***0,002[a]***

Fuente: Historia Clínica

Leyenda: RI: rango intercuartílico, a: prueba U de Mann-Whitney, b: prueba chi cuadrado (χ^2) de linealidad

En el caso de algunas variables cardiovascular, existieron diferencias significativas entre los grupos de estudio para la frecuencia cardíaca 98,0/24,0 vs 107,5/32,0; p=0,005, y la tensión arterial media 93,3/26,2 vs 70,0/23,3; p<0,001. También existió diferencia muy significativa entre los dos grupos para el índice de choque 0,8 ± 0,6 vs 1,2 ± 0,4; p<0,001. (Tabla 7)

Tabla 7. Distribución de paciente según grupos de estudio algunas variables cardiovasculares

Variables	Choque		Total	p^a
	No (n=201)	Sí (n=68)		
HTA	120/59,7	33/48,5	153/56,9	0, 143[a]
CI	22/10,9	14/20,6	36/13,4	0,070[a]
ICC	3/1,5	4/20,6	7/2,6	0,070[b]
FC (Mediana/RI, latidos/min)	98,0/24,0	107,5/32,0	100,0/25,0	*0,005[c]*
TAM (Mediana/RI, mmHg)	93,3/26,2	70,0/23,3	90,0/26,7	*<0,001[c]*
PVC (Mediana/RI; cm/H2O)	11,0/4,0	12,0/6,0	11,0/5,0	0,168[c]
1 – 8	43 (21,4 %)	14 (20,6 %)	57 (21,2 %)	
8,1 - 12	99 (49,3 %)	27 (39,7 %)	126 (46,8 %)	0,271[b]
12,1 y más	59 (29,4 %)	27 (39,7 %)	86 (32,0 %)	
Índice de choque (Media ± DE)	0,8 ± 0,6	1,2 ± 0,4	0,9 ± 0,6	*<0,001[c]*

Fuente: Historia Clínica

Leyenda: RI: rango intercuartílico, DE: desviación estándar, a: prueba chi (χ^2) cuadrado con corrección, b: prueba exacta de Fisher, c: prueba U de Mann-Whitney

El choque séptico prevaleció con un 42,6%, le continuó en orden de frecuencia el mixto (22,1%) y el cardiogénico (20,6%). (Tabla 8 y figura 2)

Tabla 8. Distribución de los pacientes según tipos de Choque

Tipos de Choque	No (%) (n=68)
Séptico	29 (42,6)
Mixto	15 (22,1)
Cardiogénico	14 (20,6)
Hipovolémico	9 (13,2)

Fuente: Historia Clínica

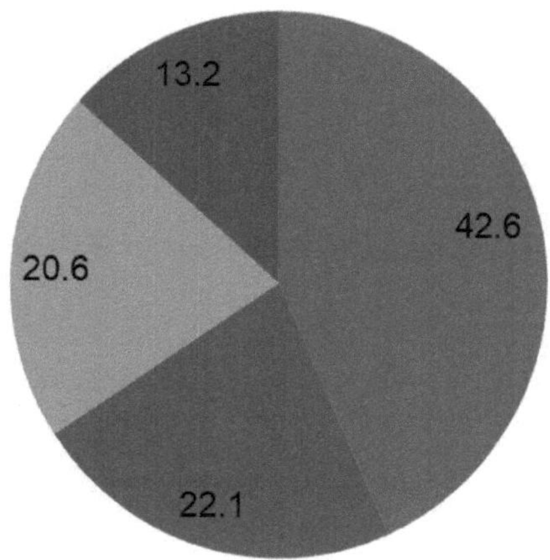

Figura 2. Distribución de los pacientes según tipos de Choque

Según las variables de la gasometría existieron diferencias significativas entre los dos grupos de pacientes para el pH 7,4/0,1 vs 7,3/0,2; p<0,001, el HCO3⁻ 21,5/5,1 vs 18,1/8,5; p<0,001 y la PaO2/FiO2 331,3/171,5 vs 295,1/203,5; p=0,022. En los pacientes con choque hubo mayor frecuencia (25,0%) entre 1001 y 200 mmHg. (Tabla 9)

Tabla 9. Distribución de los pacientes según gasometría y grupos de estudio

Variables	Choque		Total (n=269)	p
	No (n=201)	Sí (n=68)		
pH (Mediana/RI)	7,4/0,1	7,3/0,2	7,4/0,1	*<0,001ᵃ*
PaCO2 mmhg				
<35	112 (55,7%)	40 (58,8%)	152 (56,5%)	
35 – 45	73 (36,3%)	18 (26,5%)	91 (33,8)	0,054ᵇ
>45	16 (8,0%)	10 (14,7%)	26 (9,7%)	
HCO3⁻ (mediana/RI; mmol/l)	21,5/5,1	18,1/8,5	20,8/5,6	*<0,001ᵃ*
PaO2/FiO2 (Mediana/RI: mmhg)	331,3/171,5	295,1/203,5	316,7/184,1	*0,022ᵃ*
≥100	5 (2,5%)	4 (5,9%)	9 (3,3%)	
101-200	21 (10,4%)	17 (25,0%)	38 (14,1%)	*0,013ᵇ*
201-300	58 (28,9%)	13 (19,1)	71 (26,4%)	
>300	117 (58,2)	34 (50,0 %)	151 (56,1)	
Gasometría				
Normal	26 (12,9%)	7 (10,3%)	33 (12,3%)	
Trastorno simple	115 (57,2%)	41 (60,3%)	156 (58,0%)	0,829ᶜ
Trastorno mixto	60 (29,9%)	20 (29,4%)	80 (29,7%)	

Fuente: Historia Clínica

Leyenda: RI: rango intercuartílico, a: prueba U de Mann-Whitney, b: prueba chi cuadrado (χ^2) de linealidad, c: prueba chi cuadrado (χ^2)

3.3 Desarrollo de la estimación del modelo predictivo del choque

Se estimó un modelo de regresión logística multivariado con respuesta dicotómica, por el método paso a paso (adelante Wald). La bondad de ajuste medida por la calibración del modelo fue buena ya que el resultado del estadístico de Hosmer y Lemeshow tiene una probabilidad asociada de 0,073.

El modelo obtenido fue el siguiente:

P (Y=1) =1/(1+EXP (3,171-1,198×CI+1,300×DM-0,096×Albúmina-4,204×SOFA-1,125×índice de choque))

Las variables asociadas de manera independiente a la probabilidad de tener choque fueron la cardiopatía isquémica, la diabetes mellitus, la albúmina, el SOFA y el índice de choque. El odds ratio (OR) para la cardiopatía isquémica fue de 3,312 (IC de 95%: 1,289 – 8,511; p=0,013. El OR para la diabetes mellitus fue de 0,273 (IC de 95%: 0,105 – 0,704; p=0,007). El OR para la albúmina fue de 0,908 (IC de 95%: 0,858 – 0,962; p=0,001, el OR para el SOFA ≥3 fue de 66,924 (IC de 95%: 9,081 – 493,223; p<0,001 y el OR para el índice de choque fue de 3,080 (IC de 95%: 1,248 – 7,599; p=0,015. (Tabla 10)

Tabla 10. Resultados de la regresión logística multivariada paso a paso para la estimación de la probabilidad de presentar choque

Variables	OR	IC de 95 %	p
CI	3,312	1,289 – 8,511	*0,013*
DM	0,273	0,105 – 0,704	*0,007*
Albúmina	0,908	0,858 – 0,962	*0,001*
SOFA ≥3	66,924	9,081 – 493,223	*<0,001*
Índice de choque	3,080	1,248 – 7,599	*0,015*

Fuente: Historia Clínica

Leyenda: CI: cardiopatía isquémica DM: diabetes mellitus, SOFA: Sequential Organ Failure Assessment Score

La discriminación del modelo fue muy buena pues el área bajo la curva ROC fue de 0,889 (IC de 95 %: 0,846 – 0,932; p<0,001). (Figura 3)

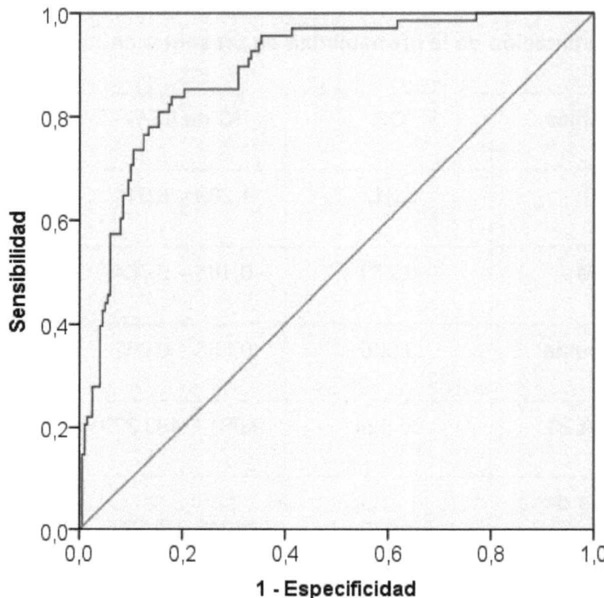

Figura 3. Curva ROC para la discriminación del modelo de regresión logística en la muestra de la estimación

Los puntos de corte 0,34 y 0,35 mostraron valores de sensibilidad que oscilaron entre 80,9% y 83,8%, así como los de especificidad entre 81,6% y 82,6%. (Tabla 11)

Tabla 11. Sensibilidad y especificidad para varios puntos de corte del indicador basado en las probabilidades estimadas con el modelo de regresión logística

Puntos de corte (Positivo si es mayor o igual a)	Sensibilidad (%)	Especificidad (%)	100-Especificidad (%)
0,3407	83,8	81,6	18,4
0,3468	83,8	82,1	17,9
0,3507	82,4	82,1	17,9
0,3543	82,4	82,6	17,4
0,3573	80,9	82,6	17,4

Fuente: Historia Clínica

La distribución empírica de las probabilidades estimadas se dividió en tres partes iguales por medio de los percentiles 33,3 (0,01927) y 66,7 (0,35850), de esa manera se obtuvieron tres estratos de riesgo, bajo, mediano y alto. El 14,7% y 82,4% de los pacientes con choque se concentran en el estrato de medio y alto respectivamente, además existieron diferencias muy significativas (p<0,001) entre los dos grupos de estudio. (Tabla 12)

Tabla 12. Distribución de pacientes según estratos de riesgo basado en las probabilidades y presencia de choque en la muestra de estimación

Riesgo (Probabilidades)	Choque				Total	
	Sí		No			
	No	%	No	%	No	%
Bajo (<0,01927)	2	2,9	87	43,3	89	33,1
Medio (0,01927-0,35850)	10	14,7	78	38,8	88	32,7
Alto (>0,35850)	56	82,4	36	17,9	92	34,2
Total	68	100	201	100	269	100

Fuente: Historia Clínica. Chi cuadrado (χ^2): p<0,001

3.4 Construcción del índice cuantitativo del choque

Construcción del índice cuantitativo

A partir de los valores de los odds ratio de cada variable se construyó un indicador cuantitativo para el riesgo de presentar choque. (Tabla 13)

Tabla 13. Índice cuantitativo

Variable	OR	Ponderación	p
CI	3,312	3,3	*0,013*
DM	0,273	0,3	*0,007*
Albúmina	0,908	0,9	*0,001*
SOFA ≥3	66,924	66,9	*<0,001*
Índice de choque	3,080	3,1	*0,015*

Fuente: Historia Clínica

El indicador obtenido fue el siguiente:

Índice de choque =3,3×CI+0,3×DM+0,9×albúmina+66,9×SOFA+3,1×índice de choque.

La discriminación del índice cuantitativo fue buena el área bajo la curva ROC fue de 0,914 (IC de 95 %: 0,872 – 0,955; p<0,001). (Figura 4)

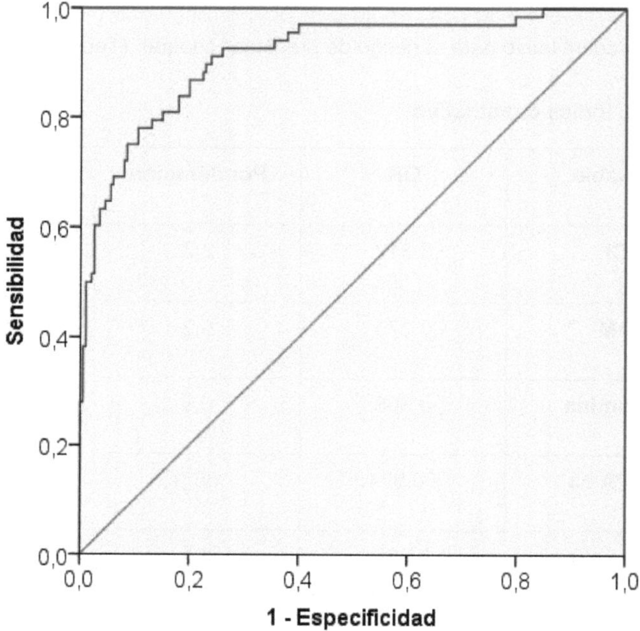

Figura 4. Curva ROC para la discriminación basado en el índice cuantitativo en la muestra de la estimación

Los puntos de corte 364, 366, 368, y 369 mostraron valores de sensibilidad de 83,3% y de especificidad entre 80,1% y 82,1%. (Tabla 14)

Tabla 14. Sensibilidad y especificidad para varios puntos de corte del indicador cuantitativo en la muestra de la estimación

Puntos de corte (Positivo si es mayor o igual a)	Sensibilidad (%)	Especificidad (%)	100-Especificidad (%)
364,3399	83,8	80,1	19,9
366,1340	83,8	80,6	19,4
368,5108	83,8	81,1	18,9
369,7055	83,8	81,6	18,4
369,9688	83,8	82,1	17,9

Fuente: Historia Clínica

Se procedió a dividir la distribución empírica de los valores del índice cuantitativo construido, en tres partes iguales con los percentiles 33,3 (162,190) y 66,7 (424,635). Se obtuvieron tres estratos de riesgo, bajo, medio y alto. La mayoría de los pacientes con choque se clasificaron en los estratos de medio y alto riesgo con un 80,9% y 16,2% respectivamente y existieron diferencias muy significativas (p<0,001) entre los dos grupos de estudio. (Tabla 15)

Tabla 15. Distribución de pacientes según riesgo cuantitativo y presencia de choque en la muestra de estimación

Riesgo (Cuantitativo)	Choque				Total	
	Sí		No			
	No	%	No	%	No	%
Bajo (<162,190)	2	2,9	87	43,3	89	33,1
Medio (162,190 – 424,635)	11	16,2	80	39,8	91	33,8
Alto (>424,635)	55	80,9	34	16,9	89	33,1
Total	68	100	201	100	269	100

Fuente: Historia Clínica. Chi cuadrado (χ^2): p<0,001

3.5 Validación del modelo de regresión logística

La calibración fue buena pues la probabilidad asociada al estadígrafo de Hosmer y Lemeshow fue de 0,745.

La discriminación fue buena el área bajo la curva ROC fue de 0,780 (IC de 95%: 0,716 – 0,844; p<0,001. (Figura 5)

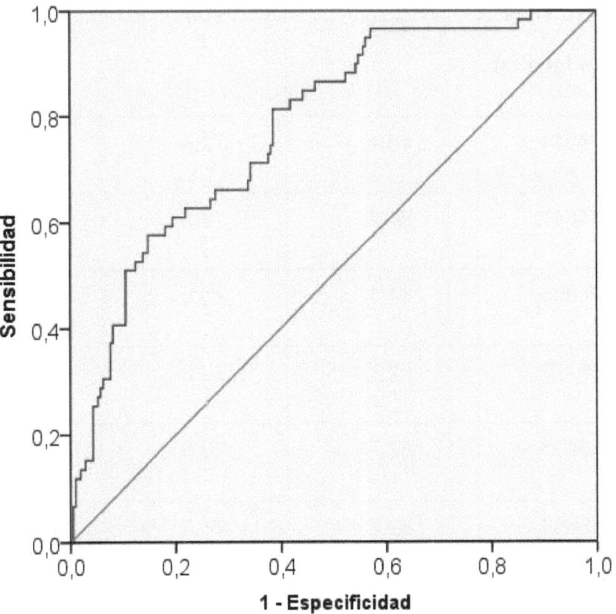

Figura 5. Curva ROC para las probabilidades obtenidas por el modelo de regresión logística en la muestra de la validación

Los puntos de corte 0,34 y 0,35 tuvieron valores de sensibilidad de 64,4% y 62,7%, así como de especificidad que osciló entre 72,4% y 74,3%. (Tabla 16)

Tabla 16. Sensibilidad y especificidad para varios puntos de corte del indicador basado en las probabilidades en la muestra de la validación

Puntos de corte (Positivo si es mayor o igual a)	Sensibilidad (%)	Especificidad (%)	100-Especificidad (%)
0,34514	64,4	72,4	27,6
0,34847	64,4	72,9	27,1
0,34895	64,4	73,3	26,7
0,35172	62,7	73,3	26,7
0,35465	62,7	73,8	26,2
0,35583	62,7	74,3	25,7

Fuente: Historia Clínica

Gran parte de los pacientes con choque se clasificaron en los estratos de medio y alto riesgo representados por un 33,9% y 62,7%, respectivamente, además existieron diferencias significativas (p<0,001) muy entre los dos grupos de estudio. (Tabla 17)

Tabla 17. Distribución de pacientes según riesgo basado en las probabilidades y presencia de choque en la muestra de validación

Riesgo (Probabilidades)	Choque				Total	
	Sí		No			
	No	%	No	%	No	%
Bajo (<0,01927)	2	3,4	83	39,5	85	31,6
Medio (0,01927-0,35850)	20	33,9	71	33,8	91	33,8
Alto (>0,35850)	37	62,7	56	26,7	93	34,6
Total	59	100	210	100	269	100

Fuente: Historia Clínica. Chi cuadrado (χ^2): p<0,001

La discriminación del indicador cuantitativo en la muestra de la validación fue buena 0,894 (IC de 95%: 0,841 − 0,947; p<0,001). (Figura 6)

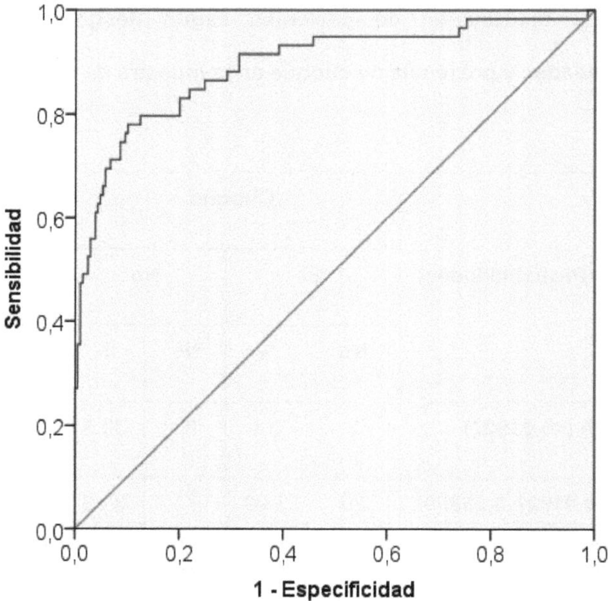

Figura 6. Curva ROC para el indicador cuantitativo en la muestra de la validación

Los puntos de corte 364, 366, 368 y 369 tuvieron valores de sensibilidad de 84,7% y 86,4%, así como de especificidad entre 76,2%, 75,2 % y 74,8%. (Tabla 18)

Tabla 18. Sensibilidad y especificidad para varios puntos de corte del indicador cuantitativo en la muestra de la validación

Puntos de corte (Positivo si es mayor o igual a)	Sensibilidad (%)	Especificidad (%)	100-Especificidad (%)
364,1150	86,4	74,8	25,2
364,6460	86,4	75,2	24,8
366,5827	84,7	75,2	24,8
368,8604	84,7	75,7	24,3
369,5704	84,7	76,2	23,8

Fuente: Historia Clínica

Con respecto al indicador cuantitativo, el 13,6% y 81,4% de los pacientes clasificaron en los estratos medio y de alto riesgo respectivamente con diferencias muy significativas (p<0,001) entre los dos grupos de estudio. (Tabla 19)

Tabla 19. Distribución de pacientes según riesgo cuantitativo y presencia de choque en la muestra de validación

Riesgo (Cuantitativo)	Choque				Total	
	Sí		No			
	No	%	No	%	No	%
Bajo (<162,190)	3	5,1	69	32,9	72	26,8
Medio (162,190 – 424,635)	8	13,6	99	47,1	107	39,8
Alto (>424,635)	48	81,4	42	20,0	90	33,5
Total	59	100	210	100	269	100

Fuente: Historia Clínica. Chi cuadrado (χ^2): p<0,001

3.6 Conclusión del capítulo III

En el presente capítulo se expusieron los principales resultados de la investigación. Los factores de riego del choque identificados en el análisis multivariado fueron la cardiopatía isquémica, la diabetes mellitus, la albúmina, el SOFA y el índice de choque.

La discriminación del modelo fue muy buena pues el área bajo la curva ROC fue de 0,889. Los puntos de corte 364, 366, 368, y 369 mostraron valores de sensibilidad de 83,3% y de especificidad entre 80,1% y 82,1%. La calibración fue buena pues la probabilidad asociada al estadígrafo de Hosmer y Lemeshow fue de 0,745. La discriminación fue buena el área bajo la curva ROC fue de 0,780. Gran parte de los pacientes con choque se clasificaron en los estratos de medio y alto riesgo representados por un 33,9% y 62,7%, respectivamente. La discriminación del indicador cuantitativo en la muestra de la validación fue buena 0,894 (IC de 95%: 0,841 – 0,947; p<0,001).

CAPÍTULO IV

DISCUSIÓN

CAPÍTULO IV. DISCUSIÓN

En este capítulo, se realiza una comparación de los resultados obtenidos con publicaciones acerca del tema y se exponen consideraciones que otorgan validez a la investigación. En primer lugar, se analizan las características generales de la población estudiada, a continuación, el análisis univariado del riesgo para la aparición del choque, luego la estimación en la regresión logística con la consiguiente validación del estudio.

4.1 Características de los pacientes

Los pacientes incluidos en esta investigación tuvieron como características distintivas la edad avanzada, lo que coincide con Pencina y cols.[51] la edad promedio reportada en esa investigación es de 65 y más años). En otra investigación en los pacientes críticos la edad media es de alrededor de 60 años, lo cual coincide con los hallazgos de la presente serie.[60] En un reciente estudio con 27 404 pacientes, Monares y cols.[54] apreciaron que el riesgo de muerte aumenta proporcionalmente con la edad. Estos resultados coinciden con lo señalado con los relatados en este estudio por el autor.

Bahloul y otros[55] analizaron 145 pacientes que correspondieron a un porcentaje de 59.3% para el género masculino (86 pacientes). La edad tuvo una distribución normal con una media de 50.7 ± 21.04 de desviación estándar; la mediana de los días de estancia fue 7 días; la mortalidad global de la Unidad fue de un 26.9%; la patología que presentó mayor mortalidad fue la sepsis de origen abdominal, con un 44.4%.

Estos argumentos indican que los pacientes con edad avanzada en UCI no solo presentan el agravante de la enfermedad, sino también el agotamiento de los mecanismos fisiológicos de respuesta al estrés propio del envejecimiento, todo lo que presupone un mayor riesgo de complicaciones y muerte.

En estudio descriptivo y transversal de 550 pacientes en estado crítico. En su casuística obtiene predominio del género masculino, la ancianidad.[56] La mortalidad no fue elevada, excepto en los afectados por enfermedades cerebrovasculares, con estadía prolongada, y en los que recibieron ventilación mecánica invasiva, aunque el índice de ventilación fue relativamente bajo, no coincidiendo con lo reportado por esta investigación.[56,62]

El estudio realizado, teniendo en cuenta la base de datos pública Medical Information Mart for Intensive Care (MIMIC) IV, en el que se realiza un pronóstico en pacientes ancianos con choque basado en el aprendizaje automático, determinó como factores pronósticos de muerte la ventilación mecánica, el volumen minuto urinario, algunos tipos de comorbilidades y la distribución de los hematíes.[63]

En el análisis univariado se identificaron el color de la piel blanco y la procedencia de la sala de ingreso se asociaron con una mayor frecuencia al choque. Estos resultados discrepan de los relatados por otros autores que señalan el color de la piel mestiza y la procedencia de los servicios de urgencias prevalente en su investigación.[64]

Godinjak y cols.[65] en pacientes con choque que requirieron VAM en la UCI, observaron que la sepsis se asoció significativamente con una mayor mortalidad en UCI (OR 3,67; 95 % IC 1,25 – 10,81). Por otra parte, en pacientes en choque con ventilación prolongada dentro de la UCI, Boyd y cols.[67] observaron que la VAM fue un predictor de muerte para paciente con choque (HR 1,53; 95 % IC 1,42 – 1,65).

La VAM incrementa dos veces el riesgo de muerte en la UCI y hospitalaria respecto a los no ventilados.[70] Recientemente, en un estudio multicéntrico, Rodríguez y cols.[43] publicaron una tasa de muerte del 52 % en pacientes con SDRA, enfermedad que típicamente requiere VAM para su tratamiento. Esta cifra supera en solo el 10 % a la observada en la población general de pacientes con SDRA.

En el estudio prospectivo realizado por Acosta y cols.[32] con el objetivo de describir las características demográficas, las intervenciones y los resultados clínicos de 1 297 pacientes críticos ingresados en 22 UCI de China, se informó una media en la escala del SAP 3 (DE 8,1 puntos), factor que actuó como predictor de choque, así como la presencia de sepsis/choque séptico, el SDRA o la falla renal aguda. Una menor proporción de pacientes quirúrgicos electivos explica la mayor puntuación en la escala SAP 3 en relación a la presente investigación. Sin embargo, en ambos estudios se demostró que la escala SAP 3 se asoció con un mayor riesgo de choque en los pacientes críticos. La escala SAP 3 se relacionó con el choque séptico en el análisis univariado, pero en el análisis multivariado solo la escala SOFA fue un factor de riesgo de choque séptico. Estos resultados concuerdan con los hallados en la presente investigación, indicativo de la importancia del uso de esta herramienta para un mejor enfoque pronóstico en los pacientes con choque. La tasa de muerte de 55,0 % fue mucho mayor que la hallada en la presente investigación; sin embargo, hay coincidencia en que la escala SAP 3 se relaciona con un mayor riesgo de choque.[71,72] Otros factores que se asociaron con choque fueron en la relación PaO2/FiO2 < 150 (OR 2,64; 95 % IC 1,40 – 4,99), la escala SOFA (OR 2,34; 95 % IC 1,70 – 3,24) y la invasión/compresión de vías aéreas/pulmonar como la causa para requerir la VAM (OR 5,73; 95 % IC 1,92 – 17,08).[73,74] Estos resultados coinciden con los resultados de esta investigación.

La insuficiencia respiratoria inducida por la sepsis es una de las primeras causas de VAM; en las series consultadas las cifras varían desde un 22,7% a 26,5% en pacientes con neumonía. Los pacientes con necesidad de VAM por neumonía tienen 2,6 veces mayor riesgo de muerte (IC95% 1,1-5,99; p=0,02) mientras que en los que durante la ventilación desarrollan un choque séptico el riesgo se incrementa a 7,9 (IC95% 2,8-22,5; p<0,01. La ventilación artificial mecánica también presenta variabilidad en su programación o sus valores,[77] y en virtud de ella pueden desarrollarse a los 28 días complicaciones tales como disminución de la respuesta inmune o progresión de la sepsis con aumento en la puntuación SOFA.[75, 76] También los pacientes pueden presentar un riesgo elevado de dependencia del ventilador si tenían antecedentes de enfermedad cerebrovascular, disminución del conteo de plaquetas y el pH, así como una FiO2 superior a 39% a los siete días con respecto al ingreso, con un área bajo la curva de 0,72 (p=0,001).[77,78]

En la presente serie quedó demostrado, a través de los casos estudiados, que el riesgo de muerte se incrementa en pacientes sometidos a la ventilación mecánica, lo que posiblemente se deba al desarrollo de complicaciones, infecciosas o no, derivadas de este método.

Otros factores relacionados con choque en el análisis univariado fueron la estadía hospitalaria antes del ingreso en la UCI, una mayor puntuación en la escala SOFA y la necesidad de VAM.[79,80] Los resultados de la presente investigación se corresponden con los estudios anteriormente citados. El autor cree que la edad es un factor pronóstico de choque, sobre todo con el punto de corte escogido (≥60 años), y que además el riesgo se incrementa en la medida que esta aumenta. Lo anterior puede explicarse por el aumento de las comorbilidades y una disminución de la respuesta al proceso infeccioso que retrasaría el diagnóstico y el tratamiento oportuno.[81]

Godinjak et al [65] en el análisis de 3066 pacientes, con edad promedio de 53 años, el 73% eran mujeres (p < 0,001), tuvo como la causa más frecuente de ingreso las quirúrgicas (63,9%), coincidiendo con lo reporte de esta investigación.

Existen varias literaturas[83,84] que abordan como causa importante de ingreso y mortalidad en UCI a las patologías cardiacas, como el infarto agudo de miocardio, y esta tiene asociación definitivamente con las enfermedades comorbilidades predominantes ce este estudio como la hipertensión arterial y la diabetes mellitus muy similar a los reportes del autor de esta investigación.

Los cuidados posoperatorios son una de las principales razones de ingreso en los pacientes en la UCI, [85] característica similar a la hallada en la presente investigación. Estos dependen del perfil de la UCI donde se realiza el estudio. Sin embargo, Muñana T y cols.[59] apreciaron en un estudio prospectivo y multicéntrico realizado en China, que solo un tercio de los pacientes eran quirúrgicos, cifra que contrasta con la obtenida en esta serie, donde más de dos tercios de los enfermos fueron de este tipo.[86]

Los pacientes crítico admitidos por causas médicas tenían una menor gravedad de la enfermedad aguda que los pacientes de igual tipo post operado complicado, lo que se reflejó por una mayor necesidad de VAM y mayor estadía en la UCI. Estos resultados manifiestan que los pacientes crítico quirúrgico complicado tienen peores resultados clínicos respecto a los enfermos críticos médico.

La leucocitosis o la leucopenia forman parte del síndrome de respuesta inflamatoria sistémica.[87] La leucocitosis comúnmente acompaña a la infección, aunque en la sepsis el conteo total de leucocitos puede estar por debajo o incluso en límites normales. La leucocitosis no mejora la probabilidad post-test en el diagnóstico de la sepsis ya que puede elevarse por otras causas no infecciosas.[88] Diferentes modelos pronósticos lo utilizan dentro de sus variables.[15] Un estudio realizado en México encontró el índice neutrófilo/linfocitos (INL)>12 al tercer día la mortalidad fue de un 51,8% con una p<0,01 en pacientes sépticos ingresados en la UCI.[89]

En la literatura médica la mayoría de los autores coincide en que la relación neutrófilo/linfocitos pudiera ser una buena herramienta de pronóstico, aunque se necesitarían estudios prospectivos que puedan corroborarlo. Los puntos de corte son diversos y varían desde 9,1 a 14,8 con áreas bajo la curva ROC por encima del 0,600 y fluctuaciones en la sensibilidad y especificidad.[90] Sin embargo, no todos concuerdan con estos hechos: el equipo de investigadores liderado por Vélez Páez concluyó que este índice tiene un bajo poder predictivo para evaluar la gravedad y la mortalidad de los pacientes con sepsis y choque séptico.[70]

Un estudio retrospectivo de la base de datos MIMIC-III (Medical Information Mart for Intensive Care) del Beth Israel Deaconess Medical Center de Boston en Estados Unidos, analizó en 5 347 pacientes con choque distributivo el riesgo de muerte para distintos valores de presión arterial media (<80, <75, <65, <60 y <55 mm Hg), demostrando que el riesgo se incrementaba en 1,3; 1,8; 5,1; 7,9 y

14,4 en las diferentes mediciones. Cuando compararon el tiempo que cada paciente tuvo una presión arterial media <65 mm Hg encontraron los siguientes datos: 0-2 horas OR 1,76; 6-8 horas OR 2,90 y mayor a 20 horas OR 7,10 todos con una significación menor a 0,01.[92]

Algunos autores señalan que en aquellos pacientes con una presión arterial media < 75 mm Hg este fue un predictor independiente de Choque. Cuando la presión arterial sistólica se mantuvo por debajo de 100 mm Hg, los pacientes desarrollaron una hipotensión refractaria con una sensibilidad y especificidad de 63,3% y 88,4% respectivamente. [90] Los resultados relatados por estos autores se corresponden con lo mostrados en este estudio.

Una serie consultada revela que, en pacientes con choque séptico, ventilación artificial mecánica y sedación, una presión arterial media entre 80-85 mm Hg se asoció con Choque en comparación con la presión arterial media objetivo cuando esta fue menor de 65 mm Hg.[91]

La presión arterial media es un importante objetivo en la reanimación de los pacientes con sepsis, en cuyo caso se necesitan dosis de vasopresores para lograr un objetivo y tratar de incrementar los niveles de oxígeno en la microcirculación.[92] En la investigación presente el punto de corte escogido de presión arterial media fue el recomendado en la campaña sobreviviendo a la sepsis, del 2021; los resultados coinciden con los de los autores consultados en el incremento de casos Choque cuando la presión arterial media se encuentra por debajo de 65 mm Hg.[92]

La ventilación artificial mecánica está relacionada con un aumento de muertes en la UCI en pacientes con una relación PaO2/FiO2 <150 mm Hg. Estos pacientes tenían como características una avanzada edad, inmunosupresión, enfermedades neoplásicas y elevada puntuación SOFA.[93]

La relación entre la PaO2/FiO2 es útil para determinar la presencia y la gravedad de la deficiencia del intercambio alveolar de gases.[108] La definición de Berlín del síndrome de distrés respiratorio agudo demostró, al contemplar los valores de relación PaO2/FiO2 de conformidad con la clasificación propuesta en ligera, moderada y severa, que la mortalidad en el Choque aumentaba según los diferentes estadios en 27%, 32% y 45% respectivamente.[94]

Autores como Gao y colaboradores[84] y Palanidurai y colaboradores[85], en sus respectivos estudios plantearon que la relación PaO2/FiO2 <200 (p<0,001) junto a otras variables como la proteína C reactiva, la interleukina seis, el conteo total de linfocitos influyó en el pronóstico del Choque. Por su parte, Palaniduari[85] evaluó además un modelo en el que se añadió la PEEP a la relación y aunque el pronóstico fue mejor, el área bajo la curva ROC fue mayor del 0,6 para ambos (relación P/FP 0,710; IC95% 0,691–0,730; PaO2/FiO2 0,659; IC95% 0,637–0,681; p < 0,00).

El presente estudio coincide con los autores consultados: la relación PaO2/FiO2 es un indicador sencillo, fácil de medir y permite predecir, según la evolución del paciente, el pronóstico del mismo. El autor de esta investigación cree, asimismo, que debieran explorarse la relación SpO2/FiO2 en las áreas de emergencias, la evaluación de los pacientes en salas abiertas y en ciertas circunstancias en el ámbito de la UCI.[96]

La acidosis metabólica es un trastorno frecuente en la práctica médica en el paciente crítico. La acumulación de ácidos no volátiles a consecuencia fundamentalmente de la diabetes mellitus no controlada, en el choque séptico, la ingestión de ciertos tipos de drogas y otras causas provocan una pérdida anormal de bicarbonato, dismirución de la excreción de ácidos por el riñón o producción excesiva de ácidos.[54]

Si bien el análisis del equilibrio ácido-base tradicionalmente se realiza utilizando los valores de pH, PaCO2 y EB, autores como Kazune S y colaboradores[90] han realizado estudios donde establecen comparaciones con el enfoque físico-químico. Este último diagnosticó más casos con alteraciones ácido-base en pacientes con sepsis y choque séptico. Según este, todos tuvieron acidosis y alcalosis metabólica y el mecanismo propuesto más frecuente de acidosis fue la brecha de iones fuertes elevado.

Las guías sobreviviendo a la sepsis recomiendan para los adultos con choque séptico con hipoperfusión, usar terapia con bicarbonato de sodio para mejorar la hemodinámica o reducir los requerimientos de vasopresores cuando el pH<7,20 U.[36]

En esta serie, en el análisis multivariado los niveles de pH que reportan riesgo de muerte son ligeramente superiores a los que recomienda la guía para comenzar la infusión de bicarbonato. El autor de la presente investigación cree que el pH es una variable útil para evaluar y predecir adecuadamente los trastornos de equilibrio ácido-base, que se deberían tratar de mantener en valores de rango normal.

4.2 Factores de riesgo del nuevo modelo predictivo de choque

Resultados de la regresión logística multivariada paso a paso para la estimación de la probabilidad de presentar choque

Se estimó un modelo de regresión logística multivariado con respuesta dicotómica, por el método paso a paso (adelante Wald). La bondad de ajuste medida por la calibración del modelo fue buena ya que el resultado del estadístico de Hosmer y Lemeshow tiene una probabilidad asociada de 0,073. El modelo obtenido fue el siguiente:

P (Y=1) = 1/ (1+EXP (3,171-1,198×CI+1,300×DM-0,096×Albúmina-4,204×SOFA-1,125×índice de choque))

Las variables asociadas de manera independiente a la probabilidad de tener choque fueron la cardiopatía isquémica, la diabetes mellitus, la albúmina, el SOFA y el índice de choque.

La discriminación del modelo fue muy buena pues el área bajo la curva ROC fue de 0,889. Los puntos de corte mostraron alto valores de sensibilidad que oscilaron, así como elevada especificidad.

Elevados porcientos de pacientes con choque encontraban en el estrato de alto de riesgo, además existieron diferencias muy significativas (p<0,001) entre los dos grupos de estudio. Los resultados hallados al analizar el área bajo la curva ROC, muestran que tienen buen poder para discriminar y predecir choque mostrando un buen poder de predicción.

4.3 Construcción del índice cuantitativo

A partir de los valores de los odds ratio de cada variable se construyó un indicador cuantitativo para el riesgo de presentar choque. La discriminación del índice cuantitativo fue buena el área bajo la curva ROC fue de 0,914 (IC de 95 %: 0,872 – 0,955; p<0,001). Los puntos de corte 364, 366, 368, y 369 mostraron valores de sensibilidad de 83,3% y de especificidad entre 80,1% y 82,1%.

4.5 Riesgo cuantitativo y presencia de choque en la muestra de estimación

La mayoría de los pacientes con choque se clasificaron en los estratos de alto riesgo con el 82,4% y existieron diferencias muy significativas (p<0,001) entre los dos grupos de estudio. La calibración fue buena pues la probabilidad asociada al estadígrafo de Hosmer y Lemeshow fue de 0,073. La discriminación fue buena el área bajo la curva ROC fue de 0,780 (IC de 95%: 0,716 – 0,844; p<0,001.

4.6 Sensibilidad y especificidad para varios puntos de corte del indicador basado en las probabilidades en la muestra de la validación

La validación interna usa los datos con los cuales se elaboró el modelo predictivo. Validar un modelo predictivo implica evaluar su rendimiento, es decir, su discriminación y calibración. La discriminación es la capacidad de distinguir entre los pacientes que experimentan el evento de interés y los que no lo experimentan. La discriminación del modelo de regresión logística puede ser evaluada mediante el área bajo la curva ROC. El área bajo la curva se representa de forma gráfica, presentando la sensibilidad en función de los falsos positivos para distintos puntos de corte. El área bajo la curva oscila entre uno y 0,5. Cuando el área es superior a 0,7 la discriminación es aceptable. Algunos autores consideran este valor como 0,8.[94,95] Otros estadísticos estiman que pueden utilizarse el Dxy de Somers y, gráficamente, el histograma de posibilidades.[95]

Los puntos de corte tuvieron valores de alta sensibilidad, así como de elevada especificidad. Gran parte de los pacientes con choque se clasificaron en los estratos de alto riesgo, además existieron diferencias significativas (p<0,001) muy entre los dos grupos de estudio. La discriminación del indicador cuantitativo en la muestra de la validación fue buena 0,894 (IC de 95%: 0,841 – 0,947; p<0,001). Los puntos de corte tuvieron valores de sensibilidad y especificidad elevada. Con respecto al indicador cuantitativo los pacientes clasificaron en los estratos de alto riesgo con diferencias muy significativas (p<0,001) entre los dos grupos de estudio.

La validación de la ecuación pronóstico, creada en la presente investigación con base en el área bajo la curva, fue buena. Los estudios consultados han presentado valores inferiores de áreas bajo la curva ROC entre 0,65-0,81, con muestras mucho más grandes y más variables en los modelos pronóstico.[96]

La calibración de los modelos pronóstico refleja el grado de acuerdo entre las predicciones estimadas por el modelo y los resultados observados. Esta prueba estadística es el test de Hosmer-Lomeshow.[97,98] El test consiste en establecer los deciles de riesgo o probabilidad predicha por el modelo de presentación del evento, y en cada una de estas diez categorías se comparan los valores observados y los predichos, tanto los que tienen el resultado explorado como los que no lo tienen. Si hay una elevada coincidencia entre observados y esperados, el test Ji-cuadrado que contrasta ambas distribuciones no mostrará significación estadística.[99,100] El resultado de calibración de la ecuación pronóstico creada en la presente investigación se consideró adecuado en el test de Hosmer-Lemeshow.

Monares y Cols.[60] logran revisar siete estudios y en total 17 modelos de los cuales seis fueron desarrollados para la población adulta en general en la UCI y once específicamente para ancianos. Sus cohortes oscilaron de 148 a 12.993 pacientes y los de menor capacidad se obtuvieron de forma prospectiva. Ellos concluyen que a pesar de que los modelos tienen relativamente un buen diseño metodológico, ninguno de ellos puede ser actualmente considerado suficientemente creíble o válido para poder aplicarse en la práctica clínica para los pacientes de edad avanzada no coincidiendo con los resultados de este estudio. La puntuación simplificada de fisiología aguda (SAPS) [62] es un modelo comúnmente utilizado, originalmente diseñados para predecirla mortalidad y gravedad en una población general de adultos en la UCI.

Márquez R[64] publica una tesis donde los resultados comprobaron una edad promedio de 51.25 años, con un 44.2 de pacientes masculinos y 55.8% de femeninos, donde en su mayoría procedían a la UCI del servicio de Emergencia (55.6%), la estadía promedio en UCI fue de 142.4 horas. La tasa de mortalidad fue de 28.9%. Los factores de riesgo para el choque relacionados con la mortalidad antes de las 24 horas con significación estadística fueron: trastorno de la conducción cardiaca, fiebre, HTA, anemia, choque, insuficiencia respiratoria, coma, Glasgow < 8, se hallaron siete factores de riesgo relacionados con la mortalidad antes de las 24 horas con significación estadística.[101] Estos factores no coinciden con lo de esta investigación (HTA, choque, insuficiencia respiratoria aguda).

El presente estudio permite mejorar el pronóstico respecto a los pacientes con riesgo de choque que ingresen en cuidados intensivos. Objetivamente permite clasificar a los pacientes en estratos de riesgo según la puntuación de la escala, lo que podría jerarquizarlos para incrementar los esfuerzos diagnósticos precoz y terapéuticos en el paciente crítico.

Le Gall y Otros,[56] refieren que el Servicio Extendido de Cuidados Intensivos (SECI) pretende mejorar la morbimortalidad mediante la detección precoz del paciente choque fuera del ámbito de la UCI y poner en práctica acciones precoces de diagnósticos y tratamientos.

Estos hallazgos sugieren que hay una buena discriminación, que no difiere de los otros estudios obtenidos. Comparados los resultados de esta investigación con otras variables mencionados en la literatura también demuestra su utilidad: RTS (0,652), Pulso (0,576), tensión arterial (0,57), Frecuencia Respiratoria (0,56).[102]

El presente estudio permite afinar el pronóstico respecto a los pacientes que ingresen con choque en cuidados intensivos. Objetivamente permite clasificar a los pacientes en estratos de riesgo según la puntuación de la escala, lo que podría jerarquizarlos para incrementar los esfuerzos terapéuticos y su monitoreo con parámetros cuantitativos.

4.7 Conclusión del Capítulo IV

Presente investigación es un primer acercamiento a los factores de riesgo y de modelo predictivo de choque en una población cubana. Permite identificar la situación y ofrecer alguna evidencia sobre factores menos estudiados y que tienen relevancia estadística en grupos de población específica como es el caso de los pacientes en estado de choque, de la misma manera en que las investigaciones de otros autores encuentran este resultado.

LIMITACIONES DE LA INVESTIGACIÓN

- Se realizó en instituciones de nivel terciario sin cuerpo de guardia de urgencia ni atención al trauma , lo que podría limitar la generalización de los resultados a los centros de atención secundaria.

- Un grupo importante de pacientes fueron admitidos en la UCI para cuidados posoperatorios electivos; consecuentemente, la generalización los resultados puede verse afectada para los pacientes admitidos por causas médicas.

CONCLUSIONES

CONCLUSIONES

En esta investigación predominaron los ancianos hombres, color de la piel blanco, prevalecieron los casos quirúrgicos electivos, la sepsis prevaleció en los fallecidos bajo régimen de ventilación artificial mecánica. Las comorbilidades más prevalentes fueron la Neoplasia, HTA y la Diabetes. Los factores de riego predictivo del choque fueron la Cardiopatía Isquémica, la Diabetes Mellitus, la albúmina, el SOFA y el Índice de Choque. La discriminación del modelo fue muy buena en el área bajo la curva ROC. Gran parte de los pacientes con choque se clasificaron en los estratos de medio y alto. La discriminación del indicador cuantitativo en la muestra de la validación fue buena. El modelo predictivo fue útil para pronosticar el choque en los pacientes que ingresaron en cuidados intensivos.

RECOMENDACIONES

RECOMENDACIONES

- Generalizar el modelo predictivo de choque en los pacientes que ingresen en Cuidados Intensivos.

REFERENCIAS BIBLIOGRÁFICAS

REFERENCIAS BIBLIOGRÁFIACAS

1. Garnica CCE, Rivero SE, Domínguez CD. Choque cardiogénico: de la definición al abordaje. Med Crit. [Internet]. 2019 [citado el 4 abril 2022].; 33(5):251-258. Disponible en: https://www.medigraphic.com/pdfs/medcri/ti-2019/ti195f.pdf

2. Gazmuri RJ., de Gómez CA. From a pressure-guided to a perfusion centered resuscitation strategy in septic shock: Critical literature review and illustrative case. J Crit Care. 2019 [citado: 20/11/2022]; 6(4):47-56. Disponible en: https://www.sciencedirect.com/science/article/pii/S0883944118317210

3. Cortés SCA, Meléndez FHJ, Álvarez RS, Meléndez GEA, Puche CCA. Epidemiología y factores pronósticos de la sepsis grave/choque séptico. Seis años de evolución. Elsivier. Med Intensiva. [Internet]. 2016 [citado el 4 abril 2022]; 40(1):1825. Disponible en: http://dx.doi.org/10.1016/j.medin.2015.01.006

4. Ordonez CA, Orozco V, Puyana JC, Parra M, Ossa P. Índice de Choque: ¿Puede predecir la necesidad de cirugía de control de daños en trauma tenetrante? 10.5005/jp-journals-10030-1176. Panamerican Journal of Trauma, Critical Care & Emergency Surgery, May-August. [Internet]. 2017 [citado el 4 abril 2022]; 6(2):72-76. Disponible en: https://www.researchgate.net/publication/319936337

5. Hernández OM, Ana Ibis MPM, Raúl Álvarez GR. Factores pronósticos de pacientes con sepsis en cuidados intensivos. Revista Cubana de Medicina Intensiva y Emergencias. [Internet]. 2018 [citado 24 abril 2022]; 17(1): 1-9.

Disponible en:

(http://www.revmie.sld.cu/index.php/mie/article/view/278/html_135

6. OMS. Anuario estadístico de salud 2022. 2023. [citado 18 enero 2024]. ISSN: 1561-4433. Disponible en: http://bvscuba.sld.cu/anuario-estadistico-de-cuba

7. Manuel MS, Francisco JFA. Predictores de la mortalidad intrahospitalaria en pacientes con choque cardiogénico: implicaciones pronósticas y terapéuticas. [tesis Doctoral en internet]. Madrid. 2019. [citado 24 abril 2022].120-117. Disponible en: https://eprints.ucm.es/51330/1/T40910.pdf

8. López MDC, Henao PM, Arenas AJ, Hinestroza MED, Jaimes BFA. Epidemiología del choque séptico en un servicio de atención médica prehospitalaria en cinco ciudades colombianas. Rev. bras. ter. intensiva [Internet]. 2020 [citado 24 abril 2022]; 32 (1):28-36. Disponible en: http://www.scielo.br/scielo.php?script=sci_arttext&pid=S0103-507X2020000100028&lng=en

9. Falcón HA, Navarro MVR. Guía de práctica clínica para el choque cardiogénico. Medisur [Internet]. 2009 [citado 24 abril 2022]; 7(1): 4-15. Disponible en: http://medisur.sld.cu/index.php/medisur/article/view/686

10. Carrillo RSC, Elguea EPA. Choque circulatorio. Estableciendo metas en la reanimación con líquidos. Acta med. Grupo Ángeles [Internet]. 2017 [citado 24 abril 2022]; 15(1): 11-19. Disponible en: http://www.scielo.org.mx/scielo.php?script=sci_arttext&pid=S1870-72032017000100078&lng=es

11. Azkárate I, Choperena G, Salas E, Sebastián R, Lara G, Elósegui I, et al. Epidemiología y factores pronósticos de la sepsis grave/choque séptico. Seis años de evolución. Med Intensiva [Internet]. 2016 [citado 24 abril 2022]; 40(1): Disponible en: http://www.medintensiva.org/es/epidemiologia-factores-pronosticos-sepsis-grave-choque/articulo/S0210569115000248/

12. Arriagada D, Donoso A, Cruces P, Díaz F. Choque séptico en unidad de cuidados intensivos. Enfoque actual en el tratamiento. Revista Chilena de Pediatría [Internet]. 2015 [citado 24 abril 2022]; 86(4). Disponible en: https://www.sciencedirect.com/science/article/pii/S037041061500159X

13. Pereira V. SSC 2016: ¿Cuál es la mejor práctica clínica para manejar hemodinámicamente el choque séptico? Rev Elect Anestesiar [Internet]. 2017 [citado 24 abril 2022]; 9 (8): [aprox. 7 p.]. Disponible en: http://revistaanestesiar.org/index.php/rear/article/view/149/176

14. González JC. Sepsis y choque séptico en las pacientes obstétricas extremadamente graves. Rev cubana Med Inten Emergen [Internet]. 2017 [citado 24 abril 2022]; 16 (1): [aprox. 8 p.]. Disponible en: http://www.revmie.sld.cu/index.php/mie/article/view/239/369

15. Daniel S, Bárbara L, Hans C, Andrés G. Generalidades y manejo inicial del choque. ARS med. [Internet]. 2019 [citado 24 abril 2022]; 44(1):66-7. Disponible en: https://arsmedica.cl/index.php/MED/article/view/1375

16. David DB, Erin AB, Sean VD, Jason NK, Carlos LA. Epidemiology of Choque in Contemporary Cardiac Intensive Care Units. Circulation. [Internet]. 2019 [citado 24 abril 2022]; 12(3): 1-5. Disponible en:

https://www.ahajournals.org/doi/epub/10.1161/CIRCOUTCOMES.119.005618

17. Eréndira CM, Aurea CDA, Montelongo FJ. Índice de choque como marcador inicial de choque hipovolémico en hemorragia obstétrica de primer trimestre. Med Crit. [Internet]. 2019 [citado 24 abril 2022]; 33(2):73-78 Disponible en: https://www.medigraphic.com/cgi-bin/new/resumen.cgi?IDARTICULO=87292

18. Rivas LM, Sans RJ, Collado LIE, González FV, Noriega FJ, Hernández PFJ et al. External validation and comparison of the CardChoque and IABP-CHOQUE II risk scores in real-world cardiogenic choque patients. Eur Heart J Acute Cardiovasc Care. [Internet]. 2020 [citado 24 abril 2022]; 10(1): 11-77. Disponible en: https://pubmed.ncbi.nlm.nih.gov/32004078/

19. Harjola VP, Lassus J, Sionis A, Køber L, Tarvasmäki T, Spinar J et al. Clinical picture and risk prediction of short-term mortality in cardiogenic choque CardChoque. Eur J Heart Fail. [Internet]. 2015 [citado 24 abril 2022]; 17 (1): 501-509. Disponible en: http://dx.doi.org/10.1002/ejhf.260

20. Grace AR, Chowlek SD. Compendio de las escalas de evaluación de riesgo en el paciente politraumatizado. Cirugía Española. [Internet].2015 [citado 24 abril 2022]; 93(4): 213-221. Disponible en: https://www.elsevier.es/es-revista-cirugia-espanola-36-articulo-compendio-escalas-evaluacion-riesgo-el-S0009739X14000797

21. Singer M, Deutschman CS, Seymour CW, Shankar HM, Annane D, Michael BM, et al. The Third International Consensus Definitions for Sepsis and

Septic Choque. JAMA. [Internet].2016; 315 (8): 801-10. [Citado 24 abril 2022]. Disponible en: https://jamanetwork.com/journals/jama/fullarticle/2492881

22. Conceptualización del mocelo económico y social cubano de desarrollo socialista. Lineamientos de la política económica y social del partido y la revolución para el período 2021-2026. Redacción: Comité Central del Partido Comunista de Cuba, junio 2021 [Internet]. [Citado 24 abril 2022].Disponible en: http://www.cubadebate.cu/especiales/2021/06/17/descargue-en-pdf-la_conceptualización-del-modelo-y-los-lineamientos-para-el-período-2021-2026/.

23. Thiele H, Ohman EM, Desch S, Eitel I, de Waha S. Clinical update Management of cardiogenic choque. European Heart Journal. 2015 [citado 24 abril 2022]; 36: 1223–30. Disponible en: https://academic.oup.com/eurheartj/article/36/20/1223/2293258

24. Rhodes A, Evans LE, Alhazzani W, Levy MM, Antonelli M, Ferrer R, et al. Surviving Sepsis Campaign: International Guidelines for Management of Sepsis and Septic Choque: 2016. Crit Care Med. 2017 [citado 24 abril 2022]; 45(3): 486-552. Disponible en: https://www.ncbi.nlm.nih.gcv/pubmed/28101605

25. Prado DA, Castillo A, Rojas DM, Chávez VM. Marcadores moleculares en el diagnóstico y pronóstico de sepsis, sepsis grave y choque séptico Rev Fac Med [Internet]. 2017 [citado 24 abril 2022]; 65. Disponible en: http://www.scielo.org.co/pdf/rfmun/v65n1/0120-0011-rfmun-65-01-00145.pdf

26.Ruiz MD, Marquez GI, Sena G, Buonaiuto VA, Ordoñez JM, Salido M, et al. Factors associated with severe sepsis or septic choque in complicated pyelonephritis. Medicine (Baltimore) [Internet]. 2017 [citado 24 abril 2022]; 96(43): e8371. Disponible en: https://www.ncbi.nlm.nih.gov/pmc/articles/PMC5671861/

27.Cristobo BT, Quirós VO. Actualización en la detección y manejo de la sepsis. AMC [Internet]. 2015 [citado 24 abril 2022]; 19(5): [aprox. 7 p.]. Disponible en: http://scielo.sld.cu/scielo.php?script=sci_arttext&pid=S1025-02552015000500011

28.Coll Muñoz Y, Valladares Carvajal F, González Rodríguez C. Infarto agudo de miocardio. Actualización de la Guía de Práctica Clínica. Rev. Finlay [Internet]. 2016 [citado 24 abril 2022]; 6(2). 2-18. Disponible en: http://scielo.sld.cu/scielo.php?script=sci_arttext&pid=S2221-24342016000200010&lng=es

29.Bertullo M, Carbone N, Brandes M, Silva M, Meiss H, Tejera D, et al. Epidemiología, diagnóstico y tratamiento de la sepsis severa en Uruguay: un estudio multicéntrico prospectivo. Rev MédUrug [Internet]. 2016 [citado 24 abril 2022]; 32(3): [aprox. 15 p.]. Disponible en: http://www.scielo.edu.uy/scielo.php?pid=S168803902016000300007&script=sci_arttext&tlng=pt

30.Terceros ALJ, García FLJ, Bermejo AS, Prieto PIJ, Mudarra RC, Sáez FI, et al. Predicción de hemorragia masiva. Índice de choque e índice de choque modificado. Med Intensiva. [Internet]. 2017 [citado 24 abril 2022]; 41(9):532-538. Disponible en: http://dx.doi.org/10.1016/j.medin.2016.10.016

31. Barbee RW, Reynolds PS, Ward KR. Assessing choque resuscitation strategies by oxygen debt repayment. Choque [Internet]. 2010 [citado 24 abril 2022]; 33(2):113-22. Disponible en: https://journals.lww.com/choquejournal/Fulltext/2010/02000/Hyperosmotic_Hyperoncotic_Versus.2.aspx

32. Acosta F. Choque cardiogénico. En: Caballero A. Terapia Intensiva. 2da. ed. Ciudad de La Habana: Editorial de Ciencias Médicas; 2006.p. 877-901.

33. Rivero MR, Rivero MJ, Falcón HA. Actualización en el diagnóstico y manejo del paciente en choque. Universidad Médica Pinareña. [Internet]. 2019 [citado 24 abril 2022]; 15(3): 1-10. Disponible en: http://www.revgaleno.sld.cu/index.php/ump/article/view/369

34. Knaus WA, Draper EA, Wagner DP, Zimmerman JE. APACHE II: a severity of disease classification system. Crit Care Med. 1985 [citado 24 abril 2022]; 13: 818-829. Disponible en: https://pubmed.ncbi.nlm.nih.gov/3928249/

35. Núñez E, Steyerberg EW, Núñez J. Estrategias para la elaboración de modelos estadísticos de regresión. Rev Esp Cardiol. 2011; 64: 501-507. [Citado 18 enero 2024]. Disponible en: https://www.revespcardiol.org/es-pdf-S0300893211003502

36. Laguado NMA, Amaris VAA, Vargas OJE, Rangel VJA, García LSJ, Centeno HKT. Actualización en sepsis y choque séptico en adultos. Med UNAB [internet]. 2019 [citado 10 abril 2022];20(2):213-27. Disponible en: https://revistas.unab.edu.co/index.php/medunab/article/view/3345/3125

37. Hosmer DW, Lemeshow S, Sturdivant RX. Applied Logistic Regression. 3rd edition. New Jersey: John Wiley and Sons. 2013 [Citado 18 enero 2024]. Disponible en: https://doi.org/10.1002/9781118548387

38. Vrieze SI. Model selection and psychological theory: A discussion of the differences between the Akaike Information Criterion (AIC) and the Bayesian Information Criterion (BIC). Psychol Methods. 2012 [citado 24 abril 2022]; 17: 228-243. Disponible en: https://pubmed.ncbi.nlm.nih.gov/22309957/

39. De Lucas N, Rodríguez SPE. Índice de choque: sencillo predictor de mortalidad en sepsis grave. Evid Pediatr. [Internet]. 2019 [citado 24 abril 2022]; 15: 21. Disponible en: http://www.evidenciasenpediatria.es/EnlaceArticulo?ref=2019;15:21

40. Sánchez FM, Fernández C, Gil P. Puntos clave en la asistencia al anciano frágil en urgencias. Med Clin [internet]. 2013 [citado 10 abril 2022]; 140 (1): 24-9. Disponible en: https://www.sciencedirect.com/science/article/abs/pii/S0025775312004137

41. Tillmann B, Wunsch H. Epidemiology and Outcomes. Crit Care Clin [internet]. 2018 [citado 10 abril 2022]; 34(1): 15-27. Disponible en: https://www.sciencedirect.com/science/article/abs/pii/S0749070417300660

42. Gül F, Kemal M, Cinel I, Kumar A. Changing Definitions of Sepsis. Turk J Anaesthesiol Reanim [internet]. 2017 [citado 23 abril 2022]; 45(3), 129–138. Disponible en: https://www.ncbi.nlm.nih.gov/pmc/articles/PMC5512390/

43. Rodríguez ÁET, González AJC, Cabrera LJO, Algas HLA. Factores pronósticos de fallo orgánico y muerte en pacientes con peritonitisdifusa

secundaria. Rev Cub Med Int Emerg [internet]. 2018 [citado 1 abril 2022]. 17(4): [aprox. 18p.]. Disponible en: http://www.revmie.sld.cu/index.php/mie/article/view/424/601

44. Javed A, Guirgis FW, Sterling SA, Puskarich MA, Bowman J, Robinson T, et al. Clinical predictors of early death from sepsis. J Crit Care [internet]. 2017 [citado 23 abril 2022]; 42: 30–34. Disponible en: https://www.ncbi.nlm.nih.gov/pmc/articles/PMC5733694/

45. Khwannimit B, Bhurayanontachai R, Vattanavanit V. Comparison of the performance of SOFA, qSOFA and SIRS for predicting mortality and organ failure among sepsis patients admitted to the intensive care unit in a middle-income country. J Crit Care [internet]. 2018 [citado 23 abril 2022]; 44: 156–160. Disponible en: https://www.sciencedirect.com/science/article/abs/pii/S0883944117311784?via%3Dihub

46. Nassar AP, Malbouisson LS, Moreno R. Evaluation of simplified acute physiology score 3 performance: a systematic review of external validation studies. Crit Care [internet]. 2014 [citado 23 abril 2022]; 18(3): Disponible en: https://www.ncbi.nlm.nih.gov/pmc/articles/PMC4230997/

47. Van der Merwe E, Kapp J, Pazi S, Aylward R, Van Niekerk M, Mrara B, et al. The SAPS 3 score as a predictor of hospital mortality in a South African tertiary intensive care unit: A prospective cohort study. PLoS ONE [internet]. 2020 [citado 23 abril 2022]; 15(5): [aprox. 11p.]. Disponible en: https://www.ncbi.nlm.nih.gov/pmc/articles/PMC7241826/

48. Giraldo N, Manuel TJ, Cadavid C, Zapata F, Jaimes F. Desempeño del APACHE II y el SAPS 3. Adaptación regional en una población de pacientes críticos de Colombia. Acta Med Colomb [internet]. 2014 [citado 23 abril 2022]; 39(2): 148-58. Disponible en: http://www.scielo.org.co/scielo.php?script=sci_arttext&pid=S0120-24482014000200010

49. Zhu Y, Zhang R, Ye X, Liu H, Wei J. SAPS III is superior to SOFA for predicting 28-day mortality in sepsis patients based on Sepsis 3.0 criteria. Int J Infect Dis [internet]. 2022 [citado 23 abril 2022]; 114: 135-141. Disponible en: https://www.sciencedirect.com/science/article/pii/S1201971221008638?via%3Dihub

50. Han K, Song K, Choi BW. How to Develop, Validate, and Compare Clinical Prediction Models Involving Radiological Parameters: Study Design and Statistical Methods. Korean J Radiol. 2016 [citado 24 abril 2022]; 17: 339-50. Disponible en: https://pubmed.ncbi.nlm.nih.gov/27134523/

51. Pencina MJ, D'Agostino RB, Vasan RS. Statistical methods for assessment of added usefulness of new biomarkers. Clin Chem Lab Med. 2010 [citado 24 abril 2022]; 48: 1703-1711. Disponible en: https://pubmed.ncbi.nlm.nih.gov/20716010/

52. Bellani G, Laffey JG, Pham T, Pham T, Madotto F, Fan E, et al. Noninvasive ventilation of patients with acute respiratory distress syndrome. Insights from the LUNG SAFE Study. Am J Respir Crit Care Med [internet]. 2017 [citado

16 abril 2022];195(1):67–77. Disponible en: https://iris.unito.it/handle/2318/1637118

53. Lovesio C. Sepsis sistémica y choque séptico. En: Medicina Intensiva. Buenos Aires: El Ateneo; 2010. [citado 18 enero 2024].   p. 615-635. Disponible   en: https://www.medigraphic.com/cgi-bin/new/resumen.cgi?IDARTICULO=92182

54. Harrison. Principios de medicina interna. 18º ed. Madrid: Editorial Mc Graw-Hill Interamericana; 2015 [citado 18 enero 2024].   .p. 1773-86. Disponible en: https://accessmedicina.nhmedical.com/book.aspx?bookID=3118

55. Bahloul, AM. Chaari, I. Chabchoub, F. Medhyoub, H. Dammak, H. Kallel, et al.Outcome analysis and outcome predictors of traumatic head injury in childhood: Analysis of 454 observations.J Emerg Trauma Choque.2011[citado 18 enero 2024].   ; 9(4):198-206. Disponible en: http://dx.doi.org/10.4103/0974-2700.82206

56. Le Gall JM. The use of severity scores in the intensive care unit. Intensive Care Med.2005 [citado 18 enero 2024]; 11(6):1618-1623. Disponible en: http://dx.doi.org/10.1007/s00134-005-2825-8

57. Barkhordari M, Padyab M, Hadaegh F, Azizi F, Bozorgmanesh M. Stata Modules for Calculating Novel Predictive Performance Indices for Logistic Models. Int J Endocrinol Metab. 2016 [citado 18 enero 2024]; 14: e26707. Disponible en: https://www.ncbi.nlm.nih.gov/pmc/articles/PMC4895000/

58. Declaración de Helsinki de la Asociación Médica Mundial. Principios éticos para las investigaciones médicas en seres humanos. Fortaleza, Brazil. 2013. [citado 18 enero 2024]. Disponible en: http://www.wma.net/es/30publications/10policies/b3/index.html Poston JT, Koyner JL. Sepsis associated acute kidney injury. BMJ [internet]. 2019 [citado 17 abril 2022]; 364. Disponible en: https://www.ncbi.nlm.nih.gov/pmc/articles/PMC6890472/

59. Muñana ER, Ramírez AE. Escala de coma de Glasgow: origen, análisis y uso apropiado.2014. 2016 [citado 18 enero 2024] Enferm. Univ; 11(1):1-5. Disponible en: https://www.scielo.org.mx/scielo.php?script=sci_arttext&pid=S1665-70632014000100005

60. Monares EZ, Heriberto JR. Validación de la «escala evaluación de fallo orgánico secuencial. Mex. Med. Crít. 2016 [citado 18 enero 2024]; 30 (5): 319-323. Disponible en: https://www.scielo.org.mx/scielo.php?script=sci_arttext&pid=S2448-89092016000500319

61. Fernández GE, Pico PJL, Mezquia PN, Vázquez CCM, Olmo MJ. Aplicación del modelo pronóstico SAPS 3. Rev Cub Med Int Emerg 2013 [citado 18 enero 2024]; 12 (2). Disponible en: https://www.medigraphic.com/cgi-bin/new/resumen.cgi?IDARTICULO=54193#

62. OPS. Décima Revisión de la Clasificación Estadística Internacional de Enfermedades y Problemas Relacionados con la Salud (CIE-10). 2018 [citado 18 enero 2024]; (2). Disponible en: https://www.google.com.cu/url?esrc=s&q=&rct=j&sa=U&url=https://iris.paho.org/bitstream/handle/10665.2/6282/Volume1.pdf&ved=2ahUKEwj-mfnE-5iDAxW0nGoFHX4fC3MQFnoECAEQAg&usg=AOvVaw1gCEeeGkE3oSBs3kLgkPws

63. Hernández LGD, Amezcua GMA, Gorordo DLA, Cruz MS, Zamora GSE, Lima LIM, et al. Sepsis en el paciente anciano críticamente enfermo. Rev Hosp Jua Mex [internet]. 2018 [citado 9 abril 2022]; 85(4): 222-27. Disponible en: https://www.medigraphic.com/cgi-bin/new/resumen.cgi?IDARTICULO=84033

64. Márquez RE, Sánchez DJS, Peniche MKB, Martínez REA, Villegas DJE, Calyeca SMV. Origen de la acidosis metabólica según los determinantes del déficit de base en pacientes con shock séptico como factor de riesgo para mortalidad. Med Crit [internet]. 2019 [citado 19 abril 2022]; 33(4): [aprox. 8p.]. Disponible en: https://www.medigraphic.com/cgi-bin/new/resumen.cgi?IDARTICULO=89126

65. Pin GE, Sánchez DJS, Martínez REA, García MRS, Peniche MKG, Calyeca SMV. Clasificación del choque séptico a partir de los iones no medidos. Med Crit [internet]. 2018 [citado 19 abril 2022];32(1):13-19. Disponible en: https://www.medigraphic.com/cgi-bin/new/resumen.cgi?IDARTICULO=78361

66. Martin LL, Consuelo GM, Sole VM, Suarez D, Ibarz M, Irazabal M, et al. Risk factors for mortality in elderly and very elderly critically ill patients with sepsis: a prospective, observational, multicenter cohort study. Ann Intensive Care [internet]. 2019 [citado 14 mayo 2022]; 9(1): [aprox. 9p.]. Disponible en: https://www.ncbi.nlm.nih.gov/pmc/articles/PMC6362175/

67. Launey Y, Jacquet H, Arnouat M, Rousseau C, Nesseler N, Seguin P. Risk factors of frailty and death or only frailty after intensive care in non-frail elderly patients: a prospective non interventional study. J Intensive Care [internet]. 2019 [citado 14 mayo 2022]; 7(48): [aprox. 8p.]. Disponible en: https://www.ncbi.nlm.nih.gov/pmc/articles/PMC6820956/

68. Kelley MA. Predictive scoring systems in the intensive care unit [Internet]. UpToDate. 2018 [citado 19 abril 2022];33(2):15-22. Disponible en: http://www.uptodate.com/contents/predictive-scoring-systems-in-the-intensive-care-unit.

69. Liberski PS, Szewczyk M, Krzych LJ. Haemogram Derived Indices for Screening and Prognostication in Critically Ill Septic Shock Patients: A Case-Control Stud. Diagnostics [internet]. 2020 [citado 29 Julio 2021]; 10(9): [aprox. 9p.]. Disponible en: https://www.ncbi.nlm.nih.gov/pmc/articles/PMC7555761/

70. Godinjak A, Iglica A, Rama A, Tančica I, Jusufović S, Ajanović A, et al. Predictive value of SAPS II and APACHE II scoring systems for patient outcome in a medical intensive care unit. Acta Med Acad [internet]. 2016 [citado 23 abril 2022]; 45(2): 97–103. Disponible en: https://www.ama.ba/index.php/ama/article/view/279/pdf

71. Aref A., Sharma A. Utility of central venous pressure measurement in renal transplantation: Is it evidence based? World J. Transplant. 2018 [citado: 20/11/2022]; 8(3):61 -67. Disponible en: https://www.ncbi.nlm.nih.gov/pmc/articles/PMC6033741/

72. Boyd JH, Forbes J, Nakada T, Walley K, Russell J. Fluid resuscitation in septic shock: a positive fluid balance and elevated central venous pressure are associated with increased mortality. Crit Care Med. 2011 [citado: 20/11/2022]; 39(2):259-265. Disponible en: http://www.scielo.org.za/scielo.php?script=sci_nlinks&ref=5309475&pid=S15 62- 82642014000200006000006&lng=en

73. Vincent JL, Nielsen ND, Shapiro NI, Gerbasi ME, Grossman A, Doroff R, et al. Mean arterial pressure and mortality in patients with distributive shock: a retrospective analysis of the MIMIC-III database. Ann Intensive Care [internet]. 2018 [citado 1 may 2022]; 8(1): [aprox. 10p.]. Disponible en: https://www.ncbi.nlm.nih.gov/pmc/articles/PMC6223403/

74. Jones AE, Shapiro NI, Trzeciak S, Arnold RC, Claremont HA, Kline JA, et al. Lactate clearance vs central venous oxygen saturationas goals of early sepsis therapy: A randomized clinical trial. JAMA. 2010 [citado: 20/11/2022]; 303(1):739-46. Disponible en: https://jamanetwork.com/journals/jama/articleabstract/185405

75. Troskot R, Simurina T, Zizak M, Majstorovic K, Marinac I, Mrakovcic-Sutic I. Prognostic value of venoarterial carbon dioxide gradient in patients with severe sepsis and septic shock. Croat Med J. 2010 [citado: 20/11/2022]; 51(4):501 -8. Disponible en: https://scholar.google.com.cu/citations?view_op=view_citation&hl=es&user=tF9 eeasAAAAJ&citation_for_view=tF9eeasAAAAJ:UeHWp8X0CEIC

76. Toledo MJ, Cadavid C, Zapata F, Jaimes F. Desempeño del APACHE II y el SAPS 3. Adaptación regional en una población de pacientes críticos de Colombia. Acta Med Colomb [internet]. 2014 [citado 23 abril 2022]; 39(2): 148-58. Disponible en: http://www.scielo.org.co/scielo.php?script=sci_arttext&pid=S0120-24482014000200010

77. Shen Y, Huang X. Positive fluid balance is associated with increased inhospital mortality in patients with intracerebral hemorrhage. Brain Inj. 2018 [citado: 20/11/2022]; 6(13):1 -6. Disponible en: DOI:10.1080/02699052.2018.1539870

78. Cecconi M, De Backer D, Antonelli M, Beale R, Bakker J, Hofer C, et al. Consensus on circulatory shock and hemodynamic monitoring. Task force of the European Society of Intensive Care Medicine. Intensive Care Med. 2014 [citado: 20/11/2022]; 40(1): 1795-815. Disponible en: https://link.springer.com/article/10.1007/s00134-014-3525-z

79. Vogel F., Aschwanden M. Bedside hand vein inspection for noninvasive central venous pressure assessment. Am J Med. 2019[citado: 20/11/2022]; 26. Disponible en: https://pubmed.ncbi.nlm.nih.gov/31088750/

80. Kazune S, Caica A, Luksevics E, Volceka K, Grabovskis A, et al. Impact of increased mean arterial pressure on skin microcirculatory oxygenation in vasopressor-requiring septic patients: an interventional study. Ann Intensive Care [internet]. 2019 [citado 2 mayo 2022]; 9(1): [aprox. 10p.]. Disponible en: https://www.ncbi.nlm.nih.gov/pmc/articles/PMC6715757/

81. Sima CS, Panageas KS, Schrag D. Cancer Screening Among Patients with Advanced Cancer. JAMA. 2010 [citado 19 abril 2022];32(1):13-19.; 304: 1584-1591. Disponible en: https://jamanetwork.com/journals/jama/fullarticle/186712

82. Astapenko D, Pouska J. Endothelial glycocalyx in acute care surgery-what anaesthesiologist need to know for clinical practice. BMC Anaesthesiol. 2019 [citado: 20/11/2022]; 19(1):238. Disponible en: https://bmcanesthesiol.biomedcentral.com/articles/10.1186/s12871-019-0896-2

83. Soares M, Silva UV, Teles JM, Silva E, Caruso P, Lobo SM, et al. Validation of four prognostic scores in patients with cancer admitted to Brazilian intensive care units: results from a prospective multicenter study. Intensive Care Med. 2010 [citado 19 abril 2022];32(1):13-19.; 36: 1188-1195. https://pubmed.ncbi.nlm.nih.gov/20221751/

84. Royce TJ, Hendrix LH, Stokes WA, Allen IM, Chen RC. Cancer Screening Rates in Individuals with Different Life Expectancies. JAMA Intern Med. 2014 [citado 19 abril 2022]; 174: 1558-1565. Disponible en: https://jamanetwork.com/journals/jamainternalmedicine/fullarticle/1897549

85. Perera C de D, López A, Rosales D, Rodríguez VE. Morbilidad y mortalidad en pacientes egresados de la UCI de Maestre durante un bienio – Medinan, 2013 [citado 18 enero 2024].; 17(5): 1-7. Disponible en: https://www.medigraphic.com/cgi-bin/new/resumen.cgi?IDARTICULO=44192

86. Wright JC, Plenderleith L, Ridley SA. Long-term survival following intensivecare: subgroup analysis and comparison with the general population. Anaesthesia. 2003 [citado 18 enero 2024]; 58(7):637-642. Disponible en: https://pubmed.ncbi.nlm.nih.gov/12790812/

87. Yarzabal ZG. Características clínicas y su relación con la mortalidad de los pacientes admitidos en la Unidad de Cuidados Intensivos del Hospital Nacional Daniel Alcides Carrión – Callao. Tesis UNMSM. Esp. Medicina Intensiva, 2003 [citado 18 enero 2024].; 65 pp, tablas, figuras. Disponible en: https://cybertesis.unmsm.edu.pe/handle/20.500.12672/1985?show=full

88. Lovesio C. Requerimientos generals de una Unidad de Terapia Intensiva en: Medicina Intensiva. 5ta. ed. Buenos Aires, El Ateneo 2001 [citado 18 enero 2024]; pág. 9-14. Disponible en: https://www.edicionesjournal.com/Papel/9789871860364/Medicina+Intensiva+Ed+7%C2%BA

89. Castejón VP, Antonio AG. Estado de salud. En: Las personas mayores en España. Informe 2008 [citado 18 enero 2024]. p. 69-71. Disponible en: https://www.google.com.cu/url?esrc=s&q=&rct=j&sa=U&url=https://cybertesis.unmsm.edu.pe/bitstream/handle/20.500.12672/13160/Rojas_Gutierrez_Teo_Davie_2014.pdf&ved=2ahUKEwjq-Jf_-

PiBAxVlkmoFHalwABEQFroECAIQAg&usg=AOvVaw1NZ1ST9FyDwHoZvd raS1gz

90. Garland A, Connors AF. Physicians' influence over decisions to forego life support. J Palliat Med. 2007 [citado 18 enero 2024];10(6):1298-1305. Disponible en: https://pubmed.ncbi.nlm.nih.gov/18095808/

91. Lilian M, Jeroen L, Evert de Jonge Prognostic models for predicting mortality in elderly ICU patients: a systematic review Intensive Care Med682011 37:1258-1268. [Citado 18 enero 2024]. Disponible en: https://pubmed.ncbi.nlm.nih.gov/21647716/

92. Le Gall JR, Lemeshow S, Saulnier F. A new simplified acute physiology score (SAPS II) based on a European/North American multicenter study. JAMA 270:2957–2963. [Citado 18 enero 2024]. Disponible en: https://pubmed.ncbi.nlm.nih.gov/8254858/

93. Pan P, Liu D. Microcirculation-guided protection strategy in hemodynamic treatment. Clin. Hemorheol. Microcirc.2020 [citado: 20/11/2022]; 6(4):59-65. Disponible en: https://content.iospress.com/articles/clinical-hemorheology-andmicrocirculation/ch190784

94. Bureau US, Census. Cheeseman Day J (1993) Population projections of the United States, by age, sex, race, and hispanic origin: 1993 to 2050. 25–1104. [Citado 18 enero 2024]. Disponible en: https://www.census.gov/content/dam/Census/library/publications/1996/demo/p25-1130.pdf

95. Moman RN, Ostby SA, Akhoundi A, Kashyap R, Kashani K. Impact of individualized target mean arterial pressure for septic shock resuscitation on the incidence of acute kidney injury: a retrospective cohort study. Ann Intensive Care [internet]. 2018 [citado 2 mayo 2022]; 8(1): [aprox. 10p.]. Disponible en: https://www.ncbi.nlm.nih.gov/pmc/articles/PMC6288098/

96. Robert H. Birkhahn, md, and Joseph j. Bove. Shock Index in the First Trimester Of Pregnancy And Its Relationship To Ruptured Ectopic Pregnancy Acad Emerg Med. 2021 [citado 2 mayo 2022]; 9(2): 115-11. Disponible en: https://pubmed.ncbi.nlm.nih.gov/11825835/

97. Kim Y, Yun D, Kwon S, Jin K, Han S, Ki Kim D, et al. Novel biomarkers for sepsis: A narrative review. Eur J Intern Med [internet]. 2017 [citado 15 mayo 2022]; 45: 46-50. Disponible en: https://www.sciencedirect.com/science/article/abs/pii/S0953620517303795?via%3Dihub

98. Guarracino F, Bertini P, Pinsky MR. Cardiovascular determinants of resuscitation from sepsis and septic shock. Crit Care [internet]. 2019 [citado 2 mayo 2022]; 23(1): [aprox. 13p.]. Disponible en: https://www.ncbi.nlm.nih.gov/pmc/articles/PMC6466803/

99. Puga M. Factores que influyen en la mortalidad del paciente ventilado en una unidad de cuidados intensivos. Rev Cub Med Inten Emerg [internet]. 2009 [citado 2 mayo 2022]; 8(2): 1-8. Disponible en: http://bvs.sld.cu/revistas/mie/vol8_4_09/miesu409.htm

100. Hernández JA, Hernández OM, Díaz GJ, Padrón MM. Factores pronósticos de mortalidad en pacientes con ventilación artificial mecánica.

Revista Electrónica Medimay [internet]. 2020 [citado 2 mayo 2022]; 27(2): 187-198. Disponible en: http://www.medimay.sld.cu/index.php/rcmh/article/view/1650/pdf_256

101. Jouan Y, Seegers V, Meziani F, Grelon F, Megarbane B. Effects of mean arterial pressure on arousal in sedated ventilated patients with septic shock: a SEPSISPAM post hoc exp oratory study. Ann Intensive Care [internet]. 2019 [citado 2 mayo 2022]; 9(1): [aprox. 9p.]. Disponible en: https://www.ncbi.nlm.nih.gov/pmc/articles/PMC6509319/

102. Ramírez AC, Palma RO. Mortalidad de los pacientes sometidos a ventilación mecánica no invasiva. Acta méd costarric [internet]. 2019 [citado 2 may 2022]; 61(2): 56-61. Disponible en: https://www.scielo.sa.cr/scielo.php?script=sci_arttext&pid=S0001-60022019000200055

ANEXOS

ANEXOS

Anexo 1. SOCIALIZACIÓN DE LOS RESULTADOS

PRODUCCIÓN CIENTÍFICA DEL AUTOR

EVENTOS

1. Morbimortalidad de los pacientes con shock en Terapia Intensiva 8B . Convención Científica XXXII Aniversario Hospital Clínico Quirúrgico Hermanos Ameijeiras. 2019.

2. Índice leucocitos/eosinófilos como marcador pronóstico del choque séptico. Jornada Científica de Postgrado 2023. Hospital Clínico Quirúrgico Hermanos Ameijeiras

PUBLICACIONES

1. Rafael Estévez Muguercia. Diagnóstico y tratamiento del paciente con shock. Revista Cubana de Medicina Intensiva y Emergencias. ISSN 1810-2352; 20(1): 12. www.revmie.sld.cu/index.php/mie/article/838

3. Rafael Estévez Muguercia. Libro: Diagnóstico y tratamiento del paciente con shock. 52. Editorial Academia Española. ISBN-10 6203872768. ISBN-13 978-620387 2767

4. Rafael Estévez Muguercia. Índice leucocitos/eosinófilos como marcador pronóstico del choque séptico. Revista Cubana de Medicina. 2023 (Oct-Dic);62(4): e3336 https://revmedicina.sld.cu/index.php/med/article/view/3336

Anexo 2.

ANEXO 2. Diagrama que ilustra procedimientos (Capítulo II)

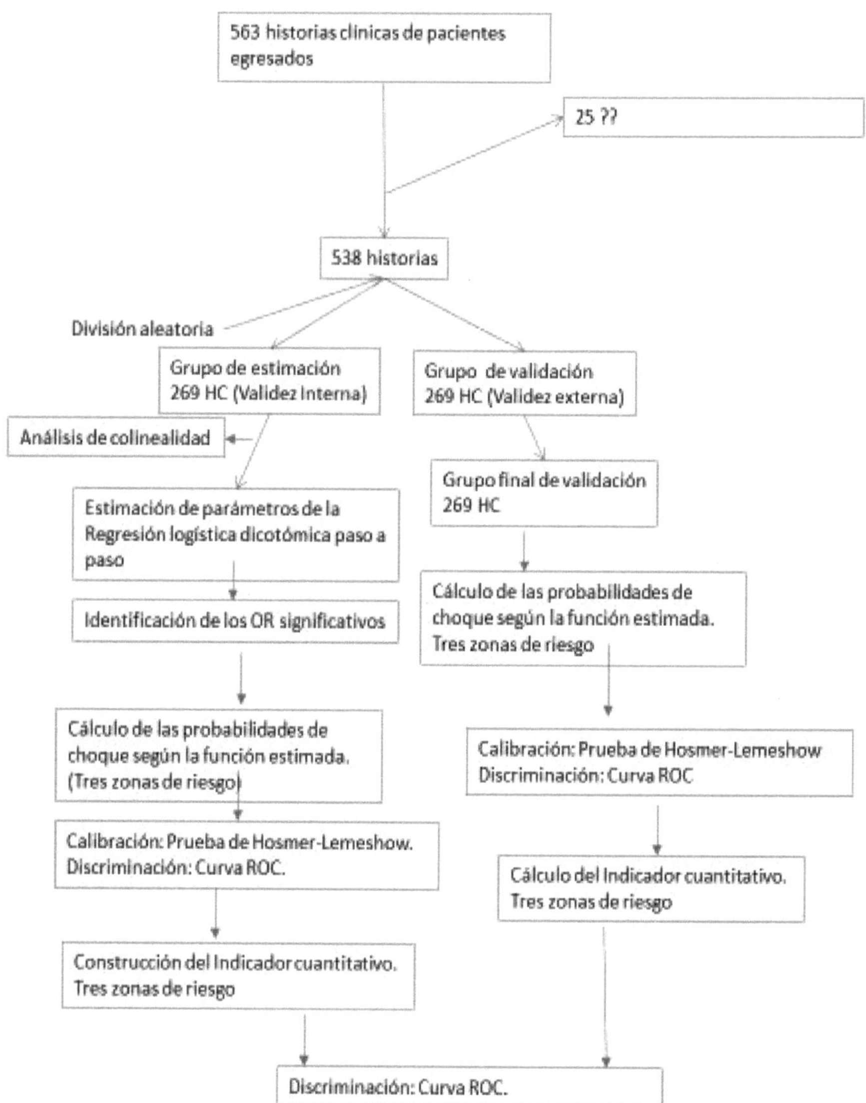

Anexo 3. Criterios de sepsis según la Campaña de Sobrevivencia a la Sepsis 2021. Infección documentada o sospechada más alguna de las siguientes:

Variables generales

Fiebre (> 38,3°C)

Hipotermia (temperatura central < 36°C)

Frecuencia cardiaca ≥ 90 latidos/ min^{-1}.

Taquipnea

Alteración del estado mental

Edema significativo o balance hídrico positivo (> 20 mL/kg en 24 hrs)

Hiperglicemia (glucosa plasmática > 7,7 mmol/ L) en ausencia de diabetes mellitus

Variables inflamatorias
Leucocitosis (conteo global de leucocitos > 12,000 μL^{-1})

Leucopenia (conteo global de leucocitos < 4000 μL^{-1})

Conteo global de leucocitos normal con más del 10 % de formas inmaduras Proteína C reactiva plasmática > dos desviaciones estándares sobre el valor normal

Procalcitonina plasmática > dos desviaciones estándares sobre el valor normal

Variables hemodinámicas

Hipotensión arterial (presión arterial sistólica [PAS] < 90 mmHg, presión arterial media < 70 mmHg o PAS que desciende más de 40 mmHg)

Variables de disfunción de órganos
Hipoxemia arterial (relación PaO_2/ FiO_2< 300 mmHg)

Oliguria aguda (ritmo diurético < 0,5 mL/kg/hr por al menos dos horas a pesar de una adecuada resucitación con fluidos)

Incremento de la creatinina plasmática > 44,2 µmol/L

Alteraciones de la coagulación (INR > 1,5 o aPTT > 60 seg.)

Íleo paralítico

Trombocitopenia (conteo plaquetario < 100,000 µL^{-1})

Hiperbilirrubinemia (bilirrubina plasmática total > 70 µmol/L)

Variables de perfusión tisular

Hiperlactatemia (> 1 mmol/L)

Enlentecimiento del llene capilar o livedo reticular

Fuente: Dellinger RPh, Levy MM, Rhodes A, Annane D, Gerlach H, Opal SM, et al. Surviving Sepsis Campaign: International Guidelines for Management of Severe Sepsis and Septic Choque: 2012. Crit Care Med. 2021; 41: 580-637.

Anexo 4. Escala de Glasgow

ESCALA DE COMA DE GLASGOW

Abertura Ocular		Resposta Verbal		Resposta Motora	
Espontânea	4	Orientado	5	Obedece	6
Ao chamado	3	Confuso	4	Localiza	5
À dor	2	Palavras	3	Flete	4
Ausente	1	Sons	2	Flexão Anormal	3
		Ausente	1	Extensão	2
				Ausente	1

Soma dos critérios avalia o nível consciência = 3 a 15

Escala de Glasgow: Leve: 14 – 15 puntos. Moderado: 9 – 13 puntos. Grave: < 9 puntos.

Puntuación de disfunción de órganos SOFA ("*Sepsis Organ Failure Assessment*")

	0	1	2	3	4
Respiratorio: paO_2/FiO_2 **	≥ 400	< 400	< 300	< 200*	< 100*
Renal:Creat mg/dl diuresis	< 1,2	1,2-1,9	2,0-3,4	3,5-4,9 o < 500 ml/día	≥ 5 o < 200 ml/día
Hepático: Bilirrub mg/dl	< 1,2	1,2-1,9	2,0-5,9	6,0-11,9	≥ 12
CardioVas PA mm Hg, Vasoactivos	No Hipotensión	PAM < 70	DA < 5 o DBT	DA > 5,1-15 o N/A ≤ 0,1	DA > 15; N/A > 0,1
Hematológico: plaquetas	≥ 150	< 150	< 100	< 50	< 20
Neurológico: EC Glasgow	15	13-14	10-12	6-9	< 6

- Respiratorio: las puntuaciones 3 y 4 se aplican solo si recibe soporte ventilatorio
- Drogas vasoactivos administrados durante > 1h, en mcg/kg/min; DA = dopamina; N/A = noradrenalina o adrenalina; DBT = dobutamina (cualquier dosis);
- ** Si no hay gasometría arterial y sí pulsioximetría : SpO_2/FiO_2 de 235 = paO_2/FiO_2 de 200, y una SpO_2/FiO_2 de 315 a una paO_2/FiO_2 de 300 [Rice 2007, Chest].

Anexo6.Modelo Simplified Acute PhysiologyScore3

Box I	0	3	5	6	7	8	9	11	13	15	18
Edad, años	<40		>=40 <60				> 60 <70		>=70 <75	>=75 <80	>=80
Comorbilidades		Tratamiento de cáncer[2]		ICC crónica (NYHA IV), Neoplasia hematológica[3,4]		Cirrosis, SIDA[3]		Cáncer[5]			
Estancia hospitalaria previa al ingreso en UCI, días[1]	<14			>=14 <28	>=28						
Procedencia			Urgencias		Otra UCI	Otros[5]					
Tratamientos previos al ingreso en UCI		Drogas vasoactivas									

Box II		0	3	4	5	6
Ingreso UCI: programado o no			No programado			
Motivo(s) de ingreso	Ver parte 2ª					
Situación quirúrgica al ingreso		Cirugía programada			No cirugía[7]	Cirugía de emergencia
Localización anatómica de la cirugía	Ver parte 2ª					
Infección aguda al ingreso				Nosocomial[8]	Respiratoria[9]	

Box II (continuación)	
Ingreso en UCI[12]	16
Motivo(s) de ingreso	
Cardiovascular: trastornos del ritmo[13]	-5
Neurológico: convulsiones[13]	-4
Cardiovascular: shock hipovolémico hemorrágico y no hemorrágico/ Digestivo: abdomen agudo, otros[3]	3
Neurológico: coma, estupor, obnubilación, trastorno del nivel de alerta, confusión, agitación, delirio	4
Cardiovascular: shock séptico/shock anafiláctico, shock mixto y no definido[3]	5
Hepático: fallo hepático	6
Neurológico: déficit neurológico focal	7
Digestivo: pancreatitis grave	9
Neurológico: efecto masa intracraneal	10
Resto	0
Localización anatómica de la cirugía	
Transplante: hígado, riñón, páncreas, reno-pancreático, otros	-11
Trauma u otra cirugía aislada que incluya tórax, abdomen o miembros/trauma múltiple	-8
Cirugía cardiaca: injerto aortocoronario sin reparación valvular	-6
Neurocirugía: accidente cerebrovascular	5
Resto	0

Box III	15	13	11	10	8	7	5	3	2	0	2	4	5	7	8
Glasgow Coma Scale, puntos*	3-4			5		6			7-12	>=13					
Bilirrubina total, mg/dL ‡										<2		>=2<6	>=6		
Bilirrubina total, µmol/L‡										<34,2		>=34,2<102,6	>=102,6		
Temperatura corporal, °Celsius‡						<35				>=35					
Creatinina, mg/dL‡										<1,2	>=1,2<2			>=2<3,5	>=3,5
Creatinina, µmol/L‡	3-4			5		6				<106,1	>=106,1<176,8			>=176,8<309,4	>=309,4
Frecuencia cardíaca, latidos/minuto‡										<120		>=120<160	>=160		
Leucocitos, G/L‡										<15	>=15				
pH*								<=7,25		>7,25					
Plaquetas, G/L*		<20		>=20<50		>=50<100				>=100					
Tensión arterial sistólica, mm Hg*			<40	>=40<70		>=70<120				>=120					
Oxigenación[10,11]			PaO_2/FiO_2 <100 y VM			PaO_2/FiO_2 >=100 y VM	PaO_2 <60 y no VM			PaO_2 >=60 y noVM					

(‡: consignar el mayor valor; *: consignar el menor valor).

En general, no hay condiciones mutuamente excluyentes para los campos siguientes: comorbilidades, motivos de ingreso e infecciones agudas al ingreso.

Así, si un paciente tiene más de una condición para una variable específica, los puntos se asignan para todas ellas.

1) Esta variable se calcula como diferencia entre día y hora de ingreso en UCI y en el hospital.
2) Hace referencia a cualquier tratamiento quimioterápico, inmunosupresor, radioterápico o esteroideo.
3) Si un paciente tiene ambas condiciones la puntuación que se aplica en este caso es el doble.
4) Fatiga, disnea o angina en reposo o a mínimos esfuerzos; no puede vivir solo, caminar despacio o vestirse sin síntomas/Linfoma, leucemia aguda o mieloma múltiple.
5) Choque con metástasis a distancia (aparte de linfadenopatías regionales) diagnosticadas mediante cirugía, imagen u otros métodos.
6) El paciente procede de una planta convencional de hospitalización o de cualquier otro punto del hospital, incluyendo la unidad de cuidados intermedios.
7) Paciente no sometido a un procedimiento quirúrgico como parte de su ingreso en UCI.
8) Infección al ingreso en UCI desarrollada 48 horas o más tarde al ingreso en el hospital o secundaria a un procedimiento diagnóstico/terapéutico médico/quirúrgico.

9) Referida al tracto respiratorio inferior: neumonía, absceso pulmonar, u otros.

10)	Menor valor de presión parcial de oxígeno en sangre arterial (PaO2) correspondiente en el tiempo al valor de la concentración inspiratoria de oxígeno (FiO2).

11)	VM hace referencia a cualquier tipo de soporte ventilatorio o ventilación mecánica.

12)	Todo ingreso en UCI recibe una compensación de 16 puntos para evitar la posibilidad de que la puntuación SAPS 3 resulte con valor negativo.

13)	Si ambas condiciones están presentes al ingreso, sólo se puntúa el peor valor (-4).

Logit = -32,6659 + Ln (puntuación SAPS 3 + 20,5958) x 7,3068

$$\text{Probabilidad estimada de muerte} = \frac{e^{logit}}{1 + e^{logit}}$$

La función *logit* para la región de América Latina es:

***Logit*$_{AL}$** = -64,5990 + Ln (puntuación SAPS 3 + 71,0599) x 13,2322

AL, América Latina

$$\text{Probabilidad estimada de muerte (para América Latina)} = \frac{e^{logitAL}}{1 + e^{logitAL}}$$

Fuente:

Moreno RP, Metnitz PGH, Almeida E, Jordan B, Bauer P, Campos RA, et al. SAPS 3—From evaluation of the patient to evaluation of the intensive care unit. Part 2: Development of a prognostic model for hospital mortality at ICU admission. Intensive Care Mec. 2005; 31: 1345-1355.

Anexo 7. Planilla de recolección de datos

Modelo de predicción del choque en pacientes que ingresan en cuidados intensivo. Hospital Clínico Quirúrgico Hermanos Ameijeiras. 2017-2022

Datos Generales del paciente

1. Fecha de Inclusión: |__|__|/|__|__|/|__|__| (dd/mm/aa)

2. No. de Inclusión: |__|__|__|

   Número de teléfono: ____________________

   Nombre del paciente:

   ____

Verificación de los Criterios de Selección

Pacientes con edad mayor de 18 años de cualquier sexo.	❏₁	❏₂
Pacientes que expresen voluntariedad para participar en el estudio y firma del consentimiento informado. (anexo 1)	❏₁	❏₂

5. Estadía en la UCI inferior a 24 hrs. 6. Los casos (pacientes o familiares) que negaron su autorización a participar en el estudio.	❏₁	❏₂
7. Pacientes sin choque y los menores o igual a 18 años.	❏₁	❏₂

Edad en años	19-38 ----
	39-58 ---

	59 y más --	
Sexo	Femenino ▭	Masculino ▭
Estado al egreso	Vivo ▭ 1	Fallecido ▭ 2
Procedencia o tipos de pacientes	Clínico ▭ 1	Quirúrgico ▭ 2
Estadías Días -------	< 5 ▭ 1	> 5 días ▭ 2
Reingreso	SI ▭ 1	NO ▭ 2
Sepsis	SI ▭ 1	NO ▭ 2
SAP	---	
VAM	SI ▭ 1	NO ▭ 2
Peso en kg	-----	
Estado nutricional	1. Bajo Peso ------- IMC < 18,5 Normo Peso------ 2. IMC18,5-24.9 3. Sobrepeso ------- IMC25-29.9 5. Obeso	

	IMC≥ 30
Tipo de paciente	1-No quirúrgico 2-Quirúrgico electivo 3-Quirúrgico emergencia
Estado al egreso	1-Vivo 2- Fallecido
Estadías hospitalaria previo ingreso en UCI	Días ----
Motivo ingreso	1-Trastornos del ritmo 2-Choque hipovolémico 3-Otro choque 4-Abdomen agudo 5-Pancreatitis aguda grave 6-Trastornos de consciencias 7-Focalización neurológica 8-Convulsiones 9-Efecto de masa 10-Fallo hepático 11-Fallo digestivo
Tipos de choque	1-Hipovolémico 2-Cardiogénico 3-Séptico

	4-Obstructivo 5-Mixto/indefinido
Comorbilidades asociadas	1-Enfermedad renal crónica 2-Insuficiencias cardiacas congestiva clase III-IV 3-Arritmia 4-Cardiopatía isquémica 5-Enfermedad Cerebrovascular 6-Diabetes mellitus 7-Hipertensión arterial
PAS	----- mmHg
PAD	-----mmHg
PAM	-----mmHg
FC	-----Latidos por minutos
PVC	-----Cm de H2O
Escala de Glasgow	3–15 puntos------
Reingreso	Sí--- No---
Hemoglobina	Cuantitativa continua	Valores normale Conteo de leucocitos: <30	Biometría hemática completa

Leucocitos	Cuantitativa continua	Conteo de leucocitos: <30	hemática completa
Plaquetas			--- Células/ mm3
Creatinina			----Micro mol /l
Urea			----Micro mol /l
Presión parcial de oxigeno			---Mmhg
Relación de la presión parcial de oxigeno entre fracción inspiratoria de oxígeno.			---Mmhg
Presión parcial de dióxido de carbono			---Mmhg
Ph			----
Bicarbonato de sodio sérico			----Mmol/l
Bilirrubina total			----Mmol/l
Albumina			----g/l
Norepinefrina			SI-- No --
Dobutamina			SI-- No --
Origen del choque			Hipovolémico -- Cardiogénico-- Séptico-- Obstructivo -- Mixto --

Sepsis	Sí-- No--
Probabilidad de muerte según SAPS III	Puntos--
Escala SAPS III	Puntos--
Índice de SOFA	Puntos---
Probabilidad de muerte según SOFA	Puntos---
Ventilación artificial mecánica invasiva	Sí-- No

Anexo 8. Modelo de consentimiento informado

Título del Estudio: Modelo de predicción del choque en pacientes que ingresan en cuidados intensivos. Hospital Clínico Quirúrgico Hermanos Ameijeiras. 2017-2022

Ante todo, su participación en esta investigación es voluntaria; no perderá sus derechos y beneficios médicos si decide rechazarla o abandonarla. Usted debe leer cuidadosamente toda la información que se describe y realizar las preguntas que considere necesarias. Tome el tiempo que crea necesario para su decisión, puede conversar al respecto con sus familiares y amigos.

¿Por qué se realiza esta investigación?
Esta investigación se realiza con el objetivo de construir un modelo predictivo en pacientes con choque ingresados en una unidad de cuidados intensivos.

¿Qué tipo de personas y cuántas participarán?
En la investigación se incluirán todos los pacientes con choque ingresados en la unidad de cuidados intensivos.

¿Durante qué tiempo los médicos/ investigadores me evaluarán?

Los médicos investigadores lo evaluarán durante su permanencia en el hospital; no obstante, si usted lo desea, después de ser dado de alta puede continuar bajo la vigilancia médica de alguno de los investigadores.

¿Cuáles son los beneficios posibles si decido incluirme en esta investigación?
Si usted decide incluirse en esta investigación, no tendrá ningún beneficio médico directo de su participación, ya que en este estudio no se realizará ningún examen o tratamiento diferente al de la atención médica indicada para su condición.

¿Tiene algún riesgo mi participación en el estudio?
Su participación no entraña ningún riesgo adicional. Como este es un estudio observacional, no se realizará ningún examen o tratamiento diferente al de la atención médica indicada para su condición.

¿Existirá confidencialidad en el manejo de todo lo referente a mi persona?

Toda la información relacionada con usted no se hará pública bajo ninguna circunstancia. Su identidad no será revelada en ninguna publicación o foro científico. Durante toda la investigación, se estará trabajando con un código, pero nunca con su nombre y apellidos completos. Su historia clínica podrá ser revisada por otros investigadores, autoridades hospitalarias y representantes de los órganos de regulación estatal o quienes estas designen, fiscalizando el correcto desarrollo de la investigación.

¿Debo realizarme algún examen durante el estudio?
Dado el carácter observacional de esta investigación, usted no se realizará ningún examen diferente a los correspondientes a su condición médica.

¿Mi participación en este estudio implica algún pago o costo?
Usted no recibirá ningún tipo de pago por incluirse en esta investigación.

¿Qué personas o instituciones aprobaron la realización de este estudio?
Esta investigación fue revisada y aprobada desde el punto de vista ético, científico y metodológico por el Comité Científico y el Comité de Ética del hospital, los cuales velan por sus derechos y protegen su seguridad.

¿Cuáles son mis derechos como participante en esta investigación?
Tiene el derecho de que se le expliquen todas las dudas que tenga sobre la investigación que se está realizando. Usted debe guardar una copia de este modelo para consultarlo cada vez que desee. Además,

debe recibir periódicamente información acerca de su evolución médica.

Usted puede abandonar el estudio cuando desee, sin dar explicaciones por ello, en cuyo caso no se afectarán los cuidados médicos posteriores que deba recibir.

¿A quién puedo dirigirme para obtener información adicional?

MSc. Dr. Rafael Estévez Muguercia, Especialista de Primer y Segundo Grado en Medicina Interna, y en Medicina Intensiva y Emergencias. Teléfono (casa): 76942648; teléfono (celular): 55039122; e-mail: restevezm@infomed.sld.cu.

Firmas del modelo de consentimiento informado

Como he tenido tiempo suficiente para considerar la propuesta de participación en el estudio, he recibido adecuada información oral y escrita acerca del mismo y me encuentro en pleno uso de mis facultades mentales, he decidido incluirme en la investigación "Escala predictiva de muerte para pacientes con choque".

Firmo el presente documento con el médico que me ha dado las explicaciones.

--   ----------------   ----------------
Nombre del paciente   Firma   Fecha
o representante legal

--   ----------------   ------------------
Nombre del médico   Firma   Fecha

--   ----------------   ------------------
Nombre del testigo   Firma   Fecha

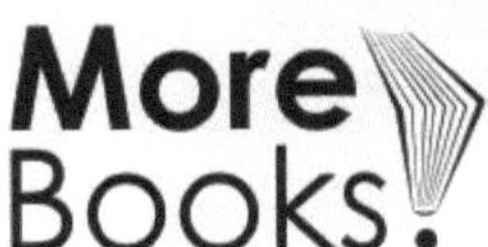

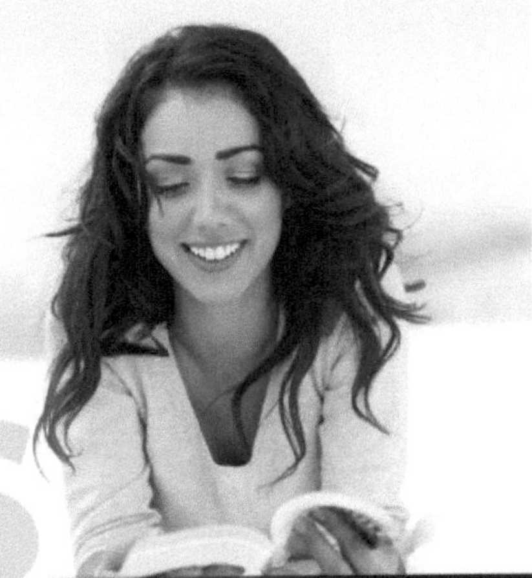

yes

I want morebooks!

Buy your books fast and straightforward online - at one of world's fastest growing online book stores! Environmentally sound due to Print-on-Demand technologies.

Buy your books online at
www.morebooks.shop

¡Compre sus libros rápido y directo en internet, en una de las librerías en línea con mayor crecimiento en el mundo! Producción que protege el medio ambiente a través de las tecnologías de impresión bajo demanda.

Compre sus libros online en
www.morebooks.shop

info@omniscriptum.com
www.omniscriptum.com

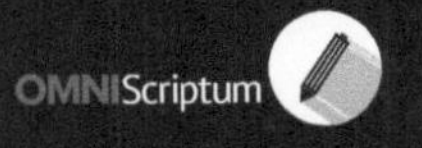

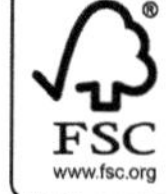

Printed by Books on Demand GmbH, Norderstedt / Germany